日本生体医工学会編
ME 教科書シリーズ D-3

超 音 波

工学博士 千原 國宏 著

コロナ社

日本エム・イー学会
教科書編纂委員会

委 員 長　佐藤　俊輔（大阪大学）
委　　員　稲田　紘（東京大学）
（五十音順）
　　　　　金井　寛（東京電機大学）
　　　　　神谷　瞭（日本大学）
　　　　　北畠　顕（北海道大学）
　　　　　楠岡　英雄（国立大阪病院）
　　　　　戸川　達男（東京医科歯科大学）
　　　　　鳥脇純一郎（名古屋大学）
　　　　　野瀬　善明（九州大学）
　　　　　半田　康延（東北大学）

（所属は編纂当時のものによる）

刊行のことば

　医療は理工学領域で開発された技術を導入し，めざましい発展をとげた。いまから100年ほど前1895年に，レントゲンによって発見されたX線は人体内部の透視に応用され診断に大いに役立った。1900年代にはいってハンス・ベルガーは人の頭皮上で脳の電気現象が記録できることを発見した。これらは20世紀の医療の性格を象徴する発見であった。さらに生体材料の開発，X線CTやMRIなどの計測・診断機器や，各種治療機器の導入により，診断や治療技術は急激な発展をとげた。医療はME機器の支援なくしては成立しえない状況にある。理工学でも医学から発掘されたテーマが重要な研究対象になってきている。この分野には新技術のシーズが豊富なことが認識されてきたのである。

　日本エム・イー学会[†]設立に時を同じくして，大学でも医用生体工学の教育や研究がさかんになってきた。最近になって，理工系学部・大学院を中心に，医用生体工学を専門とする専攻や学科が設立されはじめた。これらの学部，学科や大学院専攻で行われている教育・研究は医学部での工学技術の教育とともに，MEの将来を支える人材を育成し，技術を開発するために極めて重要である。

　日本エム・イー学会では，教育の一貫として，臨床工学技士のための教育書として「臨床工学シリーズ」を監修し，コロナ社から刊行中である。ところが，理工系大学あるいは医学部の学部，大学院の学生向けのMEに関する適当な参考書や教科書は，以前コロナ社から刊行された「ME選書」や「医用工学シリーズ」を除けば皆無である。それらもすでに品切れになって入手できないものや，または内容が古くなっているものもある。大学・大学院の教育の現場では，適切なMEの教科書がないために，教官が経験から講義や演習をしている状態である。日本エム・イー学会の教育委員会が同評議員に対して行った講義に関するアンケートからも，横断的かつ基礎的な教科と，最新の発展に関する部分とを適当にミックスした教科書シリーズの編纂が期待されている。この期待に応えるために日本エム・イー学会では，教科書シリーズを編纂することになった。

　この教科書シリーズは，大きく分けて
- 生体計測関係
- 生体システム・バイオメカニクス関係
- 生体情報処理関係
- 医用画像関係
- 生体物性・材料，機能代行関係
- 医療機器・情報システム関係

[†] 2005年4月，「日本エム・イー学会」は「日本生体医工学会」に名称変更になりました。

からなる．各巻とも基礎から最近の研究の状況までを簡潔に教科書としてまとめたもので，大学高学年から大学院修士課程での半期（半年）の講義で教える程度の内容にしてある．もちろん，参考書としても使える．内容はなるべく視覚的に理解できるようにつとめた．この企画は，現時点でのME教育あるいは学習に必要な内容を網羅するようにつとめた結果であり，国際的にみてもこれに匹敵するものはない．できるだけ多くの教育の現場で使っていただければ幸いである．

1999年3月

日本エム・イー学会教科書編纂委員会

まえがき

　20世紀の医療は，細菌との戦いを抗生物質の発見によって克服し，医用機器の開発によって早期発見と診断精度の向上への道を開拓してきた。一方，コンピュータの普及は，計測技術のディジタル化を急速に進展させ，産業用超音波探傷技術や地震探査技術またレーダ技術が反射式計測法として体系化できるようになってきたし，超音波断層法，X線コンピュータ断層法，磁気共鳴法などの医用工学技術も画像提示技術として体系化することができるようになった。また，生体工学の研究も，感覚器から神経経路をたどり脳に至る系統ごとに学問として体系化されてきたが，コンピュータの導入は，情報処理を中心とした研究体系の構築を可能にし，脳から末梢に至る形で研究分野の融合を可能にしている。このような現状を鑑みると，従来の医用工学は，人体を対象にするという特殊性を盾にして，あまりにも個別技術に特化した結果，中世のギルド的存在に安住しつつあったのではないかと危惧している。もちろん，医用機器としての安全性の確保は最優先であるが，なぜ安全基準や取扱い基準が設置されているのか，その基本的な精神と倫理を忘れては医用工学の発展はない。さらに，環境破壊，核燃料再処理作業事故，コンクリートの崩落現象など20世紀に開花した科学技術への不信は加速しているが，作業者や施工主の不注意が指摘されるだけで，何故そのような事態になったのか，また何故単純な疑問すら抱かない技術者を生み出すことになったのかという観点からの科学的説明は一切なされていないし，情報も公開されていない。21世紀を担う研究者や技術者が，学問体系として蓄積された知識を十分に学習し活用することによって，技術者の知恵として科学技術を身につけて欲しいと願うのは筆者のみではないであろう。

　このような願いを込めて，日本エム・イー学会の「ME教科書シリーズ：超音波」を執筆することになり，改めて医用超音波について整理してみると，超音波工学技術と医療技術を融合する診断と治療に役立つ幅広い学問体系であることに驚く。治療面での貢献は超音波メスや結石破砕装置などがあり，診断面での貢献は，特に体内臓器や組織構造また腫瘍などを非侵襲的に可視化できる画像計測能力の高さが際立っていることから，本シリーズで「X線イメージング」「MRI・MRS」「核医学イメージング」「画像情報処理(I)」「画像情報処理(II)」とともに，「超音波」が取り上げられた理由がよくわかる。ただ，従来の医用超音波の解説書は，医学的には超音波画像の読影法，また工学的には超音波診断機器の解説が多かったように見受けられる。

　本書は超音波画像に関する技術を解説したエンジニアリングの教科書であり，診断機器の解説書ではない。実際，超音波計測の基本である反射式画像計測法の体系化を目指し，超音波イメージングを中心にした基礎技術から最新の話題をまとめるよう心がけたが，画像処理の基礎技術は上記の書目の中でも紹介されている。このため，医用工学としての超音波イメージングの基礎技術は何であるかについて大いに悩み抜いた。しかし，結局，以下に記述するような標準的内容に落ち着いた。

まず，第1章は医用超音波研究の歩みを中心とする超音波序論，第2章は超音波の数学的表現法・発生法・伝搬に伴う現象などを記述した超音波の基礎，第3章は信号やシステムの表現手法と周波数分析を解説したディジタル信号処理の基礎を取り上げて導入部としている．つぎに，第4章は超音波計測の根本技術であるパルスエコー法とビームフォーミング法から構成されるエコーロケーション，また第5章は血流速計測法と周波数分析法を柱とするドプラフローメトリ，さらに第6章は，画像処理の一般的手法ではなく，1次元時間信号から2次元画像情報を生成・提示する技術と3次元超音波技術からなる画像化技術，および本格的な超音波計測，信号処理，画像生成，提示に関する内容を理論的に記述している．なお，開拓者の言葉，FFTアルゴリズム，プログラム入手法は付録に収録し，最後に参考文献リスト，演習問題の略解を掲載した．また，超音波画像技術の基礎的内容を超えると考えた内容は，節や項の表題の右肩に*印をつけて区別し，読み飛ばしても以後の理解に支障がないように配慮している．ただ，21世紀の中心的課題となるであろう遠隔医療に関する内容は，基盤技術が確定していない現状を考慮して記述しなかった．

　本書の執筆にあたり留意したことは，以下の三つである．まず，数式に不慣れな初学者のために，数学的記述の導入過程や数式が表現している意味の簡潔な記述である．それでも，第2章や第3章また第4章では，数式の多さに頭を抱える学習者がいることは否めないが，決して唐突に新しい用語や概念，数式を導入していない．必ず，その前に新しい用語や概念を説明しているので，前に戻って，何度でも確認して欲しい．学問に王道はないのである．つぎに，第3章と第4章には，読者の数式に対する理解を助け，また直観的な把握を容易にするため，実際にコンピュータプログラムを作成し，その実行結果の一例を図として採用した．読者もパラメータを変化させて，数式の意味を可視化しながら理解して欲しい．さらに，第6章では市販のパソコン用の汎用画像処理プログラムを利用して作成した図も掲載した．これは，画像処理技術が，自前のプログラムを作成しないでも，十分に活用できる時代にあることを実感してもらうための一つの試みである．それでも，筆者の能力不足から，間違いをおかさないよう慎重になりすぎて冗長な表現や誤解を与えるような記述があるのでは，と危惧している．許されることではないが，21世紀の基盤技術である双方向情報ネットワーク時代に生きる教育研究者でありたいと願う筆者の意を読み取っていただき，メールでご教示いただけることを希望している (chihara@is.aist-nara.ac.jp)．

　最後に，奈良先端科学技術大学院大学情報科学研究科，大阪大学大学院工学研究科応用物理学専攻，大阪大学基礎工学部システム科学科，川崎医療短期大学医用電子工学科の講義で経験した，学生諸君の熱心な学習意欲と新鮮な質問がなければ，大学院レベルから学部レベルまで記述したと自負する本書の内容が十分に精選できなかったであろうことを付記し，ここに感謝の意を表するしだいである．

　2001年5月

千原　國宏

目　　　次

1. 超音波序論

1.1　超音波とは …………………………………………………………………… 1
1.2　研究の経緯 …………………………………………………………………… 3
　1.2.1　生物分野 ………………………………………………………………… 3
　1.2.2　工学分野 ………………………………………………………………… 4
　1.2.3　医用分野 ………………………………………………………………… 6
1.3　医用超音波の現状 …………………………………………………………… 7
　1.3.1　基本的なシステム構成 ………………………………………………… 7
　1.3.2　アナログからディジタルへ …………………………………………… 8

2. 超音波の基礎

2.1　数学的モデル ……………………………………………………………… 10
　2.1.1　概　　要 ……………………………………………………………… 10
　2.1.2　三角関数 ……………………………………………………………… 11
　2.1.3　複素指数関数 ………………………………………………………… 12
　2.1.4　単振動モデル ………………………………………………………… 15
　2.1.5　進行波モデル ………………………………………………………… 16
　2.1.6　用　　語 ……………………………………………………………… 17
2.2　超音波の発生 ……………………………………………………………… 18
　2.2.1　圧電効果 ……………………………………………………………… 18
　2.2.2　圧電材料 ……………………………………………………………… 19
2.3　超音波の伝搬 ……………………………………………………………… 20
　2.3.1　縦波と横波 …………………………………………………………… 20
　2.3.2　平面波と球面波 ……………………………………………………… 21
　2.3.3　超音波の音場パラメータ …………………………………………… 21
　2.3.4　反射と透過 …………………………………………………………… 23
　2.3.5　減　　衰 ……………………………………………………………… 25

2.3.6　ドプラ効果 ……………………………………………………………… 26
　　2.3.7　生体内の超音波 ………………………………………………………… 27
2.4　波動方程式と超音波* ……………………………………………………………… 28
　　2.4.1　基礎方程式 ………………………………………………………………… 28
　　2.4.2　波動方程式 ………………………………………………………………… 29
　　2.4.3　平面波と球面波 …………………………………………………………… 29
　　2.4.4　強度とエネルギー密度 …………………………………………………… 30
　　2.4.5　非線形超音波 ……………………………………………………………… 31
演 習 問 題 ……………………………………………………………………………… 32

3. ディジタル信号処理の基礎

3.1　は じ め に ……………………………………………………………………… 34
3.2　信 号 の 表 現 ……………………………………………………………………… 35
　　3.2.1　信号と関数 ………………………………………………………………… 35
　　3.2.2　信号の直接的表現 ………………………………………………………… 35
　　3.2.3　信号の間接的表現 ………………………………………………………… 39
3.3　システムの表現 ……………………………………………………………………… 44
　　3.3.1　線形時不変システム ……………………………………………………… 44
　　3.3.2　畳 込 み …………………………………………………………………… 45
　　3.3.3　離散 LTI システム ………………………………………………………… 46
　　3.3.4　画像計測システムのモデル* …………………………………………… 49
3.4　周 波 数 分 析 ……………………………………………………………………… 50
　　3.4.1　概　　要 …………………………………………………………………… 50
　　3.4.2　パワースペクトル ………………………………………………………… 50
　　3.4.3　離散時間信号の生成 ……………………………………………………… 52
　　3.4.4　周波数折返し現象 ………………………………………………………… 54
　　3.4.5　ランダム過程* …………………………………………………………… 55
演 習 問 題 ……………………………………………………………………………… 57

4. エコーロケーション

4.1　は じ め に ……………………………………………………………………… 58
4.2　走査式映像場とプローブ …………………………………………………………… 59

  4.2.1　概　　　要 ………………………………………………………………………… 59
  4.2.2　走査の種類 ………………………………………………………………………… 59
  4.2.3　体表プローブ ……………………………………………………………………… 60
  4.2.4　体腔内プローブ …………………………………………………………………… 60
  4.2.5　血管用細径プローブ ……………………………………………………………… 61
 4.3　パルスエコー法 ………………………………………………………………………… 62
  4.3.1　概　　　要 ………………………………………………………………………… 62
  4.3.2　距離方向のターゲットモデル …………………………………………………… 64
  4.3.3　送受波信号モデル ………………………………………………………………… 64
  4.3.4　ターゲットモデルの同定 ………………………………………………………… 65
  4.3.5　帯域制限信号による逆畳込み …………………………………………………… 66
  4.3.6　マッチドフィルタリング ………………………………………………………… 68
  4.3.7　エコー信号のディジタル処理 …………………………………………………… 71
  4.3.8　ターゲットの分布条件* …………………………………………………………… 75
 4.4　ビームフォーミング …………………………………………………………………… 76
  4.4.1　概　　　要 ………………………………………………………………………… 76
  4.4.2　2次元ターゲットモデル ………………………………………………………… 77
  4.4.3　音場モデル ………………………………………………………………………… 77
  4.4.4　フォーカスモデル ………………………………………………………………… 80
  4.4.5　電子ビーム走査法 ………………………………………………………………… 82
 4.5　合成開口トモグラフィ* ………………………………………………………………… 87
  4.5.1　概　　　要 ………………………………………………………………………… 87
  4.5.2　瞬時映像法 ………………………………………………………………………… 88
 演 習 問 題 …………………………………………………………………………………… 89

5. ドプラフローメトリ

5.1　は じ め に ……………………………………………………………………………… 90
5.2　血 流 計 測 法 …………………………………………………………………………… 90
  5.2.1　連続波ドプラ血流法 ……………………………………………………………… 90
  5.2.2　パルスドプラ血流法 ……………………………………………………………… 91
  5.2.3　カラードプラ血流法 ……………………………………………………………… 92
5.3　ドプラ信号モデル ……………………………………………………………………… 93
  5.3.1　連続波ドプラ信号 ………………………………………………………………… 93

5.3.2　パルスドプラ信号 ………………………………………………… 93
5.4　信号の前処理法 …………………………………………………………… 95
　　　5.4.1　概　　要 ……………………………………………………………… 95
　　　5.4.2　直交検波 ……………………………………………………………… 96
　　　5.4.3　固定部キャンセラ …………………………………………………… 98
5.5　周波数分析法 ……………………………………………………………… 98
　　　5.5.1　概　　要 ……………………………………………………………… 98
　　　5.5.2　離散フーリエ変換法 ………………………………………………… 99
　　　5.5.3　可変時間窓関数法 …………………………………………………… 102
　　　5.5.4　瞬時周波数法 ………………………………………………………… 104
5.6　血流量の計測 ……………………………………………………………… 106
　　　5.6.1　計測原理 ……………………………………………………………… 106
　　　5.6.2　流路断面積計測の問題点 …………………………………………… 106
　　　5.6.3　流速計測の問題点 …………………………………………………… 107
演　習　問　題 …………………………………………………………………… 109

6. 画像化技術

6.1　はじめに …………………………………………………………………… 110
6.2　映像表示と蓄積 …………………………………………………………… 113
　　　6.2.1　表示装置 ……………………………………………………………… 113
　　　6.2.2　TVモニタ …………………………………………………………… 113
　　　6.2.3　画像の解像度 ………………………………………………………… 114
　　　6.2.4　計測画像分解能と画像計測レート ………………………………… 115
　　　6.2.5　記録と蓄積 …………………………………………………………… 116
6.3　画像処理法 ………………………………………………………………… 117
　　　6.3.1　概　　要 ……………………………………………………………… 117
　　　6.3.2　画像生成 ……………………………………………………………… 117
　　　6.3.3　画像フィルタリング ………………………………………………… 119
6.4　Bモード画像と画像処理例 ……………………………………………… 122
　　　6.4.1　概　　要 ……………………………………………………………… 122
　　　6.4.2　エッジトラッキング* ……………………………………………… 124
　　　6.4.3　超音波映像のアーチファクト ……………………………………… 128
6.5　非線形イメージング法* ………………………………………………… 129

6.5.1　概　　要 …………………………………………………………… 129
　6.5.2　方位分解能の向上 …………………………………………………… 130
　6.5.3　組織ハーモニック法 ………………………………………………… 130
　6.5.4　バブルハーモニック法 ……………………………………………… 131
6.6　3次元超音波映像化技術 …………………………………………………… 132
　6.6.1　概　　要 …………………………………………………………… 132
　6.6.2　3次元立体画像の表示法 ……………………………………………… 133
　6.6.3　体表アプローチ法 …………………………………………………… 134
　6.6.4　体腔内アプローチ法 ………………………………………………… 137
　6.6.5　瞬時3次元超音波イメージング法* …………………………………… 138
　6.6.6　3次元ディスプレイ ………………………………………………… 139
　6.6.7　VR技術と3次元超音波 ……………………………………………… 141
演 習 問 題 ……………………………………………………………………… 145

付　　　録 ……………………………………………………………………… 146
引用・参考文献 ………………………………………………………………… 154
演習問題の略解 ………………………………………………………………… 158
索　　　引 ……………………………………………………………………… 160

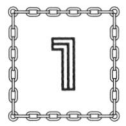

超音波序論

　超音波は，一般には「人間の耳に聞こえない音」と思われている。人間が聞くことのできる音の周波数範囲は 20 Hz ～ 20 kHz 程度であるから，約 20 Hz 以下の低周波音と 20 kHz 以上の高周波音が超音波ということになる。しかし，工学的には人間がコミュニケーションに使う音声以外の音を超音波と定義してよい。本章では，医用超音波を本格的に学習する前に必要な基礎知識を記述する。

1.1 超音波とは

　本論に入る前に，波の基本的な概念について記述しておく。まず，池に石を投げ入れたときや器に入れた水の表面にできる波紋を思い浮かべてみよう (図 1.1)。

　水面が高くなるところ (山) と低くなるところ (谷) が現れるが，しばらく時間がたつと，山であったところが谷に，谷であったところが山になる。これは山の状態から谷の状態，谷の状態から山の状態へと，水がその場で上下に運動したのであって，水が波とともに外側に移動したのではない。実際，南米の地震に誘発された津波が日本に来ることがあるが，それは海面の高い・低いという状態が伝わってきたのであり，南米の水が押し寄せてきたわけではない。

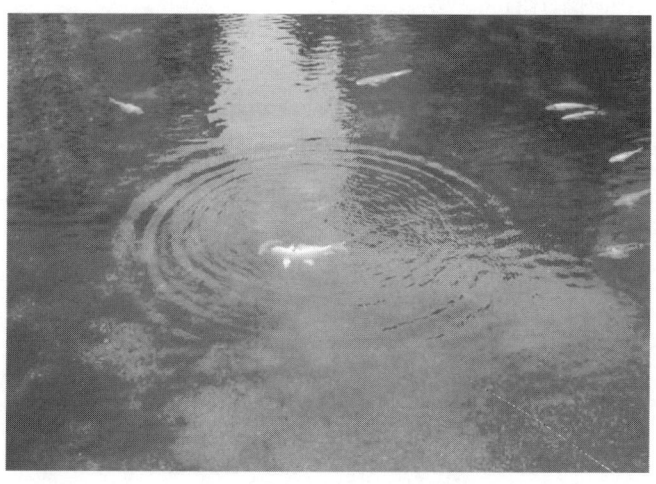

図 1.1　水面に生じた波紋

つぎに，いわゆる音声について考えてみよう。人が声帯を震わして空気の振動に変換し，相手の耳の鼓膜がこの空気の振動を検知することによって音声を伝達している。この移動現象も，空気が振動状態のみを伝達したのであって，口から出た空気の塊が相手の耳まで飛んでいったわけではない。

一般に，波動は状態のみがつぎつぎに伝わって行く現象，言い換えると波動は状態の移動現象であるということを最初に理解しておくことが重要である。波動が状態の移動現象であるということをやさしい言葉で表現すると

「いま，ここ」の状態は，「さっき，あそこ」の状態であった。

ということになる。それゆえ，「あそこ」から「ここ」までの移動距離 L を，「さっき」から「いま」までの経過時間 τ で割ったものが波の伝搬速度 C となる (**図 1.2**)。

$$伝搬速度 = \frac{移動距離}{経過時間} \tag{1.1}$$

$$C = \frac{L}{\tau} \tag{1.2}$$

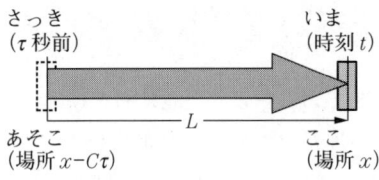

図 1.2 波の伝搬速度

波動が状態の伝搬現象であることは理解できたとして，具体的には，どのような状態が伝搬するのであろうか。

波動が意味する状態を大別すると，運動エネルギーと電磁エネルギーに分類できる。例えば，音声，水面の波，地震波，心音，呼吸音などは運動エネルギーの伝搬現象であり，X線，γ線，紫外線，可視光線，赤外線，マイクロ波，電波などは電磁エネルギーの伝搬現象である (**図 1.3**)。

このように，音波も電磁波も同じ波動であるが，相違点としては

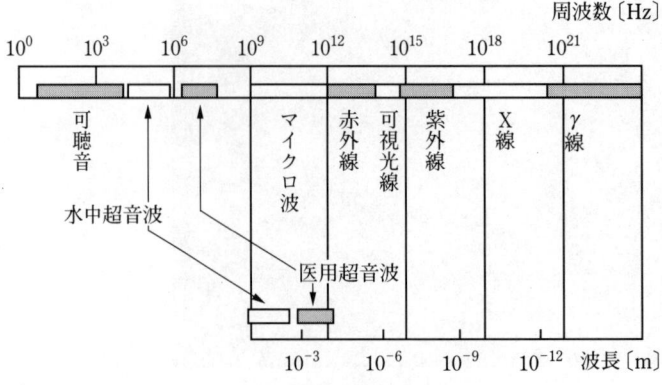

図 1.3 波動の周波数と波長

1) 運動エネルギーの伝搬には伝えるもの (媒質) が必要であるが，電磁エネルギーは媒質がなくても伝搬すること
2) 伝搬速度が大幅に異なる (運動エネルギーは伝搬する媒質に依存するが，音波に比べて約 10^5 のオーダで電磁波が速い) こと

などがある。実際，この性質の違いが，超音波が医用計測に応用されたとき，X線CT(computerized tomography, コンピュータ断層撮影) や MRI(magnetic resonance imaging, 磁気共鳴イメージング) などの画像計測法とは異なった特徴を生じるのである。

一般に，超音波画像 (ultrasonic image) は以下のような長所をもっている。
1) 内部状態が可視化可能
2) 正面画像，断面画像，斜視画像など多種類の画像が観察可能
3) 反射波でも透過波でも利用可能
4) コヒーレントな波動であるから振幅情報画像と位相情報画像が獲得可能
5) 体表にプローブを設置する反射法で計測可能であり，装置が比較的簡単
6) 送波パワーが弱いので繰り返し使用が可能 (非侵襲的手法)
7) 伝搬速度が遅いので電磁波より低い周波数で同じ波長

一方，短所としては
1) 画像分解能があまりよくない
2) 高周波化すると到達距離が減少する
3) 骨や肺の空気の音響インピーダンスは他の組織のそれと大幅に異なり，超音波が透過しないので計測可能部位が限定される

などの点があげられる。

超音波画像は，X線やNMR(nuclear magnetic resonance, 核磁気共鳴) を応用した医用画像に比べると，画像分解能という面では格段に見劣りするが，装置の簡便さや操作の容易さなどに加えて，リアルタイム動画像として観察できるという優れた点があり，今後ともその利用は拡大することが予想される。

1.2 研究の経緯

1.2.1 生物分野

超音波という言葉を聞くと，犬笛，コウモリ，イルカなどを連想する人が多いと思う。

特に，コウモリは比較的早くから科学的研究の対象となっていたようである。コウモリを対象にした最初の科学的実験は，18世紀後半のイタリアのスパランツァーニによって実施されたといわれているが，その詳細は不明である。その後，有名なグリフィンの実験がなされている[1]†。これは，暗闇の空間に縦棒と横棒を設置して

---

† 肩付数字は巻末の引用・参考文献番号を示す。

コウモリを飛行させたところ，コウモリはこれらの障害物を避けて通過することを発見したものである．現在，コウモリは超音波を送波して受波することにより空間を認識するエコーロケーション (echo location) 機能を備えていることがわかっている．

利用している超音波には，純音連続超音波とFMパルス超音波の2種類がある．例えば，キクガシラコウモリは，数十msの純音(86 kHz)と下降FM音(83〜65 kHz)を組み合わせて昆虫の表面情報を収集し，頭部と羽部を高Qバンドパスフィルタ($Q =$数百)で認識している．また，オオクビワコウモリは，パルス幅：0.5〜10 ms，周波数帯域：50〜22 kHzと100〜44 kHzの2種類の短い下降チャープでストロボ撮影し，エコーの遅延時間から距離と領域を検出するエコーロケーション機能 (5.8 ms/m) をもち，周波数ごとの分析回路によって，$S/N = 36$ dBの信号から40 nsの遅れ検出が可能という信じられない高性能ソナー機能をもっている．最近のNASAの研究によると，この探索プロセスは大きく分けると以下の三つがあることも明らかになっている[2]．

(1) 探索期 (searching phase)：3 m以上　毎秒約10回程度のパルス送波
(2) 接近期 (approach phase)：1〜3 m程度　毎秒25〜50回程度のパルス送波で，方向，性質，周囲情報を検出
(3) 終期 (terminal phase)：1 m以内　毎秒120〜200回程度のパルス送波で，位置と距離の検出，捕獲

このほか，イルカに関する研究も広く実施されており，生物のもっている高性能な機能を真似て，超音波装置の高機能化と小形・軽量化を図ろうという研究が続けられている．

1.2.2　工　学　分　野
〔1〕概　要

現在，最も一般的に利用されているパルスエコー法 (pulse echo method) の研究は，1912年4月15日のタイタニック号沈没事故の原因となった水中に沈んだ氷山の発見や第1次世界大戦時の潜水艦の探知を目的に始められた．この研究は，フランスのLangevinが強力な超音波を送波できる振動子を開発したことから急速に進展し，1921年ごろにはソナー (sound navigation ranging, sonar) の原形が開発されている．その後，この技術は海洋探査機器のように広い領域を対象とした画像計測だけでなく，工業用探傷装置や医用診断装置など比較的狭い領域を対象とした画像計測にも応用されるようになり，超音波画像センシング技術の代表的な手法となっている．

また，Sokolovは，狭い領域を対象にした透過式超音波画像計測の研究を1920年代に始めているし，Pohlmanも透過超音波の強さをそのまま映像化する最も単純な画像計測技術を1937年に発表している．

〔2〕 Sokolov 映像法

Sokolov は狭い領域を対象にした超音波画像計測の研究を1920年代に始めている．位相映像法の原点と考えられるSokolov映像法[3]は，試料下方から水銀を通して超音波を送波し，欠陥部の透過像を油面の超音波による盛り上がりで映像化し，上方の光学系で明暗像として結像するものである（図1.4）．

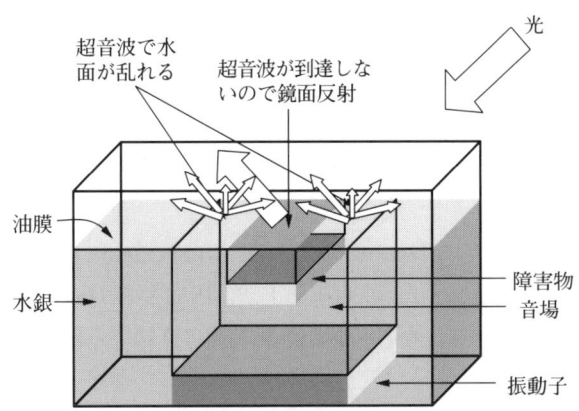

図1.4 Sokolov 映像法の模式図

これは，透過超音波の位相を映像化した方法で，音響場に参照超音波や音響レンズを使用していないし，光学映像系にもコヒーレントな光であるレーザ光を使用していないが，液面ホログラフィの原点といえる．

〔3〕 Pohlman 映像法

X線画像のように透過超音波の強さをそのまま映像化する強度マッピング法は最も単純な画像計測技術であるが，パルスエコー法やSokolov映像法よりわずかに遅れた1937年にPohlmanによって開発された（図1.5）．

Pohlman 映像法[4]は，超音波による被検体の投影像を音響レンズで結像する方式で，光学的な結像系に類似している．この結像面に，超音波の波長より小さな微

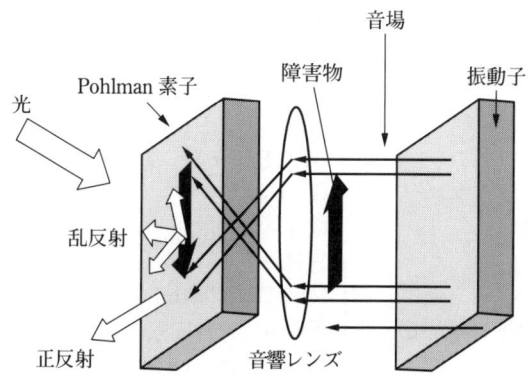

図1.5 Pohlman 映像法の模式図

小アルミニウム片を懸濁させたキシロールを銅箔とガラス板でサンドウィッチ状に封入したPohlman素子を設置しておくと，Pohlman素子の銅箔側は音響的に透明であるから，超音波の存在する部分の微小アルミニウム片はレイリー散乱体として作用し，超音波の波面と平行にそろうが，超音波が存在しない部分では，微小片はブラウン運動によってランダムな方向を向いている。ここで，ガラス板側から平行光をあてると，ランダム分布している微小片は入射された光を散乱させるが，平行にそろった微小片からは正反射光が返ってくるから，正反射光を避けて観察すると超音波画像は明像で再生される。これは，レーザ走査式超音波顕微鏡の原形と考えられる。

1.2.3 医用分野

超音波の医用分野への最初は，1942年のDussik[5]の頭部断層の透過画像を得ようという研究である。その後，1951年のWild[6]のAモード法，1952年のHowry[7]のBモード法，1959年の里村[8]のドプラ法など，医用診断装置に直結する研究が始まり，現在に至っている〔**表1.1**[9]〕。

この間，非侵襲的に体内の情報を可視化することができる超音波の医用分野への応用研究はめざましく進歩し，その成果は，胸部，腹部などの体内臓器や体表病変

表1.1 医用超音波研究の歴史

年代	事 項	備考 (研究者)
1942	頭部断層の透過像	K.T.Dussik
1950	心臓への応用 (動物実験)	W.D.Keidel
1951	Aモード法	J.J.Wild(1990年日本国際賞)
1952	Bモード法	D.H.Howry
1954	Mモード法	I.Elder，和賀井ら
1956	弁ドプラ法	里村ら
1959	血流ドプラ法	里村ら
1966	ヘテロダイン方向指示法	加藤ら
1967	位相偏位方向指示法	F.D.Mcleod
	機械式セクタ法	A.Asberg
	階調性超音波断層法	井出ら
1968	電子セクタ法	J.D.Somer
1970	M系列変調波ドプラ法	奥島ら
	パルスドプラ法	D.W.Baker
1972	グレースケールエコーグラフィ	G.Kossoff
1973	ディジタル式同時断像法	横井ら
1974	機械式高速セクタ法	竹村ら
1977	M-Qモードドプラ法	M.A.Brandestini
1979	多チャネルドプラ法/FFT方向指示法	千原ら
	MTI法	B.A.J.Angelsen et al.
1982	カラードプラ法	滑川ら

の形態を計測するBモードエコー診断装置や血流動態の把握に不可欠なカラードプラ診断装置として開花し，1990年を迎えるころには，臓器形態や血流動態がリアルタイムで観察できるまでに成長してきた。

わが国の医用超音波工学の研究は，1980年代の前半までは，まさに世界の最先端を行く研究と実績が国際的に評価され，独創技術を誇った数少ない分野であったが，現在，研究面での進展は停滞気味である。

国際的には，超音波装置のディジタル処理化が進み，ディジタル処理のフレキシビリティという利点を生かし，低速流の検出に有用なパワードプラモードや血管走行路の立体再構成モードが利用できる新しい装置も市販され始めている。

なお，開発の初期に大きな貢献をされた金子仁郎大阪大学名誉教授が，日本超音波医学会第12回関西地方会を主催した筆者に寄せられた書簡があるので，付録1にそのまま掲載し，先生の意のあるところを伝えたく思う。超音波研究にかぎらず，研究のモチベーション，アイデア，成果発表の重要性など，これからの研究者にとって示唆に富む多くの内容が含まれているが，期せずして，これが最後の書簡となったのは残念である。

1.3 医用超音波の現状

1.3.1 基本的なシステム構成

医用超音波画像診断装置は，以下のようなブロックから構成されている (図1.6)。
(1) プローブ　探触子とも呼ばれ，電気的な振動を実際の物理的な振動に変換して超音波を対象物に伝えたり，対象物から反射してきた超音波の物理的な振動を電気信号に変換する振動素子を内蔵したデバイス (2,4章参照)
(2) 発振部　パルス信号や正弦波のような振動する信号を発生して，プローブの振動子を駆動するための電気回路
(3) 走査部　計測対象の断層画像を得るために，超音波の送受波パターンをビーム状に加工し，平面内での移動を制御するための機能回路である。機械式と電気式の2方式がある (4章参照)

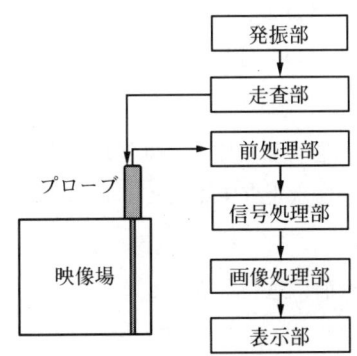

図1.6　医用超音波診断装置のブロック図

(4) 前処理部　プローブからの出力信号の増幅回路や検波回路，またノイズ成分を除去するフィルタなどからなる電気回路

(5) 信号処理部　計測電気信号をアナログ-ディジタル (analog-to-digital, A-D) 変換器を通してコンピュータに入力し，フィルタリングや周波数分析などによって信号抽出するディジタル処理回路 (4 章参照)

(6) 画像処理部　粗い走査線情報から構成される画面 (frame, フレーム) に欠落部分の情報を推定して補間したり，連続するフレーム間の相関関係を利用して滑らかな動画像を生成するディジタル処理回路 (6 章参照)

(7) 表示部　生成された画像情報 (動画像など) を提示するための NTSC 方式の TV モニタ (6 章参照)

また，これにドプラ周波数を抽出する分析部が加わることもある (5 章参照)。

なお，本書は，上記の各部の電気回路の設計や構成方法に関する解説書ではなく，超音波画像診断装置の計測原理，信号処理，画像化技術を中心に記述した学習書である。

1.3.2　アナログからディジタルへ

超音波による画像センシング技術は，超音波を送波し，その伝搬経路に存在する計測対象の音響特性 (反射，散乱，吸収，音速など) を画像化するアクティブ計測技術である。このため，計測信号から必要な情報を抽出することを目的とするディジタル信号処理 (digital signal processing, DSP) の最適な応用分野である。実際，超音波映像場の形成法 (計測場形成) や超音波映像情報の可視化法 (画像再構成) など種々のレベルで DSP や画像処理の基礎知識が不可欠となっている。特に，マイクロプロセッサ (microprocessor) の驚異的な進歩が，DSP 技術や画像処理技術の導入を容易にしたことから

1) 海洋探査，工業用探傷，医用診断などで開発された超音波技術

2) 可視光，X 線，NMR など異なったエネルギーを利用した画像計測技術

などの間に汎用性が高まり，非破壊的・非侵襲的に物体内部の状態が可視化できる超音波画像センシング技術への期待は今後ますます増大するものと考えられる。

非侵襲という患者にも医師にも好都合な特徴をもっている超音波画像診断装置に利用されている医用超音波の信号処理技術は，二つに大別される。

(1) 時系列処理技術　計測対象の情報を得るための下記の 2 種類の映像場の生成 (図 1.7) とエコー信号処理など

- 走査式映像場　細く集束させた超音波ビームを対象物体の一部に送波し，部分的な情報を探り，この超音波ビームを順次走査することにより，全体像を映像化する方法

- 同時式映像場　幅の広い超音波を対象物体全面に送波することにより，全体像を同時に映像化する方法

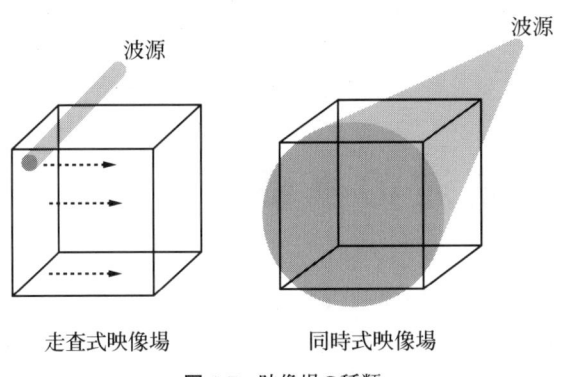

図 1.7 映像場の種類

(2) 画像化処理技術　　抽出した情報の映像化や診断に役立つ画面の作成など

信号処理用ハードウェア (コンピュータや IC) の進歩とともに，反射波形をそのまま表示する第 1 世代，アレイ振動子と電子ビーム走査により臓器形態を画像化する第 2 世代，流れ情報をリアルタイムで可視化する第 3 世代へと発展し，回路技術もアナログ方式からディジタル方式へと変化している。現在利用されている超音波映像法は，走査式映像技術の利用が一般的であるが，ディジタル技術の導入は，走査式映像技術のみならず，人間の視覚のような同時式映像技術の研究開発をも進展させている。

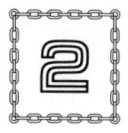

超音波の基礎

　数学は言語を超えた普遍性をもった表現手段である。本章では，まず，超音波の物理的な諸量や超音波画像計測の原理を理解するうえで必要な超音波の数学的な表現方法について記述する。つぎに，超音波の発生，超音波の伝搬現象，生体の軟組織における超音波(平面進行波)の性質など，波動としての超音波の基礎事項と医用超音波画像計測に必要な基礎事項を紹介する。

2.1 数学的モデル

2.1.1 概　　要

　実世界の現象を観測していると，繰返し現象が多いことに気づくだろう。例えば，海辺に打ち寄せる波は「寄せては返す」ことを繰り返しているし，心臓の鼓動や呼吸も「規則正しく」繰り返されている。実際，これらの現象は，ほぼ同じようなことが再現されるだけで，正確にまったく同じことが繰り返し再現されるわけではないが，このような現象を数学的に記述するうえでは，まったく同じことが繰り返されると考えてもよい場合が多い。

　この繰返し現象は周期現象と呼ばれ，数学的には次式で記述できる。

$$f(t) = f(t+T) \tag{2.1}$$

　これは，非常に簡単に周期現象を表現した式であるが，関数に不慣れな人は，この式 (2.1) の意味するところがよくわからないかもしれない。簡単に言えば，「横軸 (t 軸) 上で T だけ離れた場所の関数値 $f(t)$ は同じ」であることを示している (図 **2.1**)。

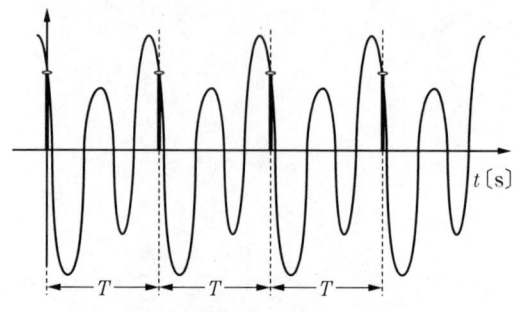

図 2.1　周期 T の関数 $f(t)$ の例

つまり，$t=0$ から $t=T$ までの区間 $[0,T)$ 〔[また] は，それぞれ，左端または右端の境界値を含み，(また) は，それぞれの境界値を含まないことを意味している〕での関数値 $f(t)$ が，区間 $[T,2T)$，$[2T,3T)$，$\cdots$，で繰り返されることを意味している。もちろん，この繰返し区間は，上記のように整数倍の区間とかぎる必要はなく，$[-0.3, -0.3+T)$，$[-0.3+T, -0.3+2T)$，$\cdots$，であってもよい。重要なことは，t 軸上のどこを選んでも区間 T ごとに同じ現象が観察できるということである。少しくどいかもしれないが，要するに式 (2.1) は T ごとに同じことが繰り返されることを意味しているのである。

2.1.2 三 角 関 数

周期現象を的確に表現する手段として，次式で与えられる三角関数がある (図 2.2)。

正弦関数： $\sin\theta \equiv \dfrac{y}{R}$

余弦関数： $\cos\theta \equiv \dfrac{x}{R}$

正接関数： $\tan\theta \equiv \dfrac{y}{x}$

実際，図 2.2 において角度 θ を原点のまわりに 1 回転〔$360°$ (度) または 2π rad(ラジアン)〕させると，もとの位置に戻ってくることがわかるだろう (以下，角度の単位系は原則として rad を使用する)。よって

$$f(\theta) = \sin\theta$$
$$= \sin(\theta + 2\pi) \quad (1\text{回転しても，もとの位置にある})$$
$$= f(\theta + 2\pi)$$

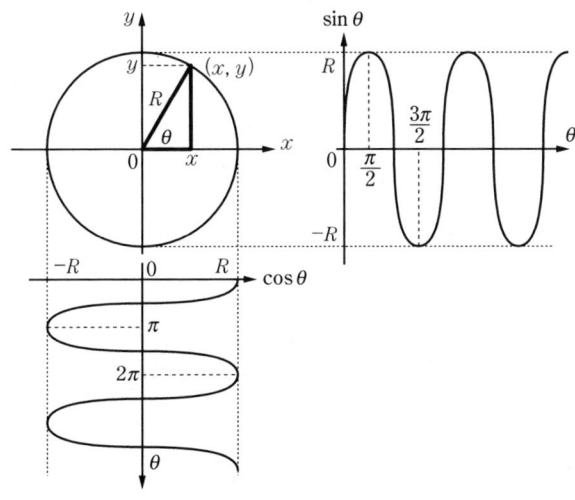

図 2.2 一般的な三角関数の図的表現と
正弦関数，余弦関数の概略図

から，$\sin\theta$ は周期が 2π の周期関数であることがわかる。

また，つぎの加法定理

$$\sin(\alpha+\beta) = \sin\alpha\cos\beta + \sin\beta\cos\alpha \tag{2.2}$$

$$\sin(\alpha-\beta) = \sin\alpha\cos\beta - \sin\beta\cos\alpha \tag{2.3}$$

$$\cos(\alpha+\beta) = \cos\alpha\cos\beta - \sin\alpha\sin\beta \tag{2.4}$$

$$\cos(\alpha-\beta) = \cos\alpha\cos\beta + \sin\alpha\sin\beta \tag{2.5}$$

から，信号処理技術の一つであるミキシング(検波)において重要な役割を果たす三角関数の積を三角関数の和と差に変換する公式

$$2\sin\alpha\cos\beta = \sin(\alpha+\beta) + \sin(\alpha-\beta) \quad 〔式(2.2)+式(2.3)〕$$

$$2\cos\alpha\sin\beta = \sin(\alpha+\beta) - \sin(\alpha-\beta) \quad 〔式(2.2)-式(2.3)〕$$

$$2\cos\alpha\cos\beta = \cos(\alpha+\beta) + \cos(\alpha-\beta) \quad 〔式(2.4)+式(2.5)〕$$

$$2\sin\alpha\sin\beta = -\cos(\alpha+\beta) + \cos(\alpha-\beta) \quad 〔式(2.5)-式(2.4)〕$$

が得られる。

さらに，正弦関数や余弦関数の微分と(不定)積分

$$\frac{d}{d\theta}A\cos\theta = -A\sin\theta \tag{2.6}$$

$$\frac{d}{d\theta}A\sin\theta = A\cos\theta \tag{2.7}$$

$$\int A\cos\theta\, d\theta = A\sin\theta + C_1 \tag{2.8}$$

$$\int A\sin\theta\, d\theta = -A\cos\theta + C_2 \tag{2.9}$$

も今後よく利用する公式である。

2.1.3 複素指数関数

〔1〕複素数

三角関数と並んで超音波の表現や周波数分析において重要な役割を果たしている複素指数関数を導入するが，その前に，まず複素数について復習しておく。複素数 Z は，実数部 a と虚数部 b からなり，その表現方法には

  直交座標表現：$Z = a + jb$

  極座標表現　：$Z = R\angle\theta$

の二つがあり，これらの間には以下の関係式が成り立っている(**図2.3**)。

  絶対値：$R = \sqrt{a^2 + b^2}$

  偏角：$\theta = \tan^{-1}\dfrac{b}{a}$

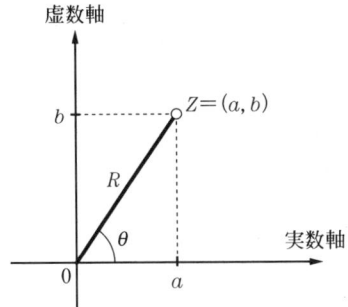

図 2.3　複素数の表現

また，複素数の演算は以下のように定義されている．

加算：$Z_1 + Z_2 = (a_1 + a_2) + j(b_1 + b_2)$

減算：$Z_1 - Z_2 = (a_1 - a_2) + j(b_1 - b_2)$

乗算：$Z_1 \times Z_2 = R_1 R_2 e^{j(\theta_1 + \theta_2)}$

除算：$\dfrac{Z_1}{Z_2} = \dfrac{R_1}{R_2} e^{j(\theta_1 - \theta_2)}$

ただし

$$Z_1 = a_1 + jb_1 = R_1 e^{j\theta_1}$$
$$Z_2 = a_2 + jb_2 = R_2 e^{j\theta_2}$$

また，Zの共役複素数 Z^* は次式で定義される．

$$Z^* \equiv a - jb$$

〔2〕　複素指数関数

自然界には指数関数的に増大する現象と減少する現象がある．例えば，一般的には，「人口は時間とともに指数関数的に増大する」と言われているし，一方，放射性物質の放射能は指数関数的に減少することが知られている．この現象は，指数関数 $f(t) = Re^{at}$ で表現でき，独立変数 t と定数 a や R は実数であり，関数値 $f(t)$ もまた実数である．なお，$a > 0$ なら (単調) 増大関数，$a < 0$ なら (単調) 減少関数となる．

本項では，関数値の実数部が余弦関数，虚数部が正弦関数で与えられる複素指数関数 $r(\theta)$ を紹介する．これは式 (2.10) で定義され，定義域 θ は実数であるが，指数部が純虚数で表現され，値域が複素数の関数である〔図 2.4(a)〕．

$$r(\theta) = Re^{j\theta} \equiv R(\cos\theta + j\sin\theta) \tag{2.10}$$

また，以下の複素指数関数の微分と (不定) 積分も必須の公式である．

$$\frac{dr(\theta)}{d\theta} = jRe^{j\theta} = jr(\theta) \tag{2.11}$$

$$\int r(\theta) d\theta = \frac{1}{j} Re^{j\theta} + C_e = \frac{1}{j} r(\theta) + C_e \tag{2.12}$$

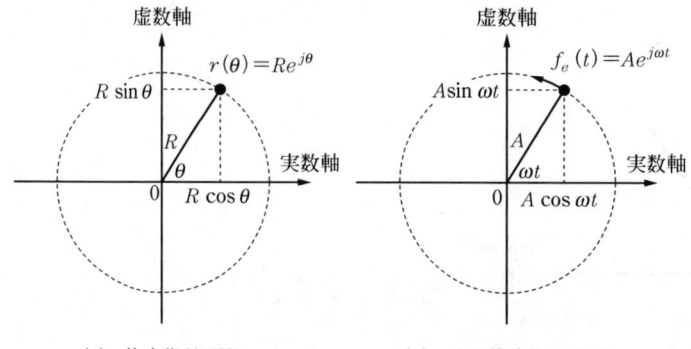

(a) 複素指数関数　　(b) 時間複素指数関数

図 2.4　複素指数関数と時間複素指数関数の図的表現

さらに，式 (2.10) において θ の代わりに $-\theta$ を代入し，$r(-\theta)$ を考えると，複素指数関数 $e^{j\theta}$ と三角関数 $\cos\theta$ ならびに $\sin\theta$ との間には

$$\cos\theta = \frac{e^{j\theta} + e^{-j\theta}}{2}$$

$$\sin\theta = \frac{e^{j\theta} - e^{-j\theta}}{2j}$$

の関係があることがわかる。

〔3〕 **時間関数の表現**

独立変数 θ が時間的に変化する周期 T の関数であることを明示するために (θ は周期 T ごとに原点のまわりを 1 回転するから 2π ずつ増大)

$$\theta = \frac{2\pi}{T}t$$

$$\omega = \frac{2\pi}{T}$$

とおくと，正弦関数，余弦関数，複素指数関数は，それぞれ

$$f_s(t) = A\sin\omega t$$

$$f_c(t) = A\cos\omega t$$

$$f_e(t) = Ae^{j\omega t}$$

と時間変数 t が明示された形式で表現することができる。ここでは，$f_e(t)$ の図的表現のみを図 2.4(b) に示しておく。なお，ω は角周波数と呼ばれる定数である。

また，時間三角関数の微分と (不定) 積分は式 (2.6)〜式 (2.9)，時間複素指数関数のそれは式 (2.11) と式 (2.12) の公式を利用して，それぞれ

$$\left. \begin{aligned} \frac{df_s(t)}{dt} &= A\cos\omega t \cdot \frac{d}{dt}\omega t = A\omega\cos\omega t \\ \frac{df_c(t)}{dt} &= -A\omega\sin\omega t \\ \frac{df_e(t)}{dt} &= jA\omega e^{j\omega t} = j\omega f_e(t) \end{aligned} \right\} \quad (2.13)$$

$$\left. \begin{array}{l} \int f_s(t)dt = -A\dfrac{1}{\omega}\cos\omega t + C_s \\[4pt] \int f_c(t)dt = A\dfrac{1}{\omega}\sin\omega t + C_c \\[4pt] \int f_e(t)dt = \dfrac{1}{j\omega}Ae^{j\omega t} = \dfrac{1}{j\omega}f_e(t) + C_e \end{array} \right\} \quad (2.14)$$

となることがわかる。

以上のように，三角関数の和や積の計算，また微積分の計算などは，関数が異なった形式になるなど複雑であるが，複素指数関数はこれらの演算を簡素化するうえで非常に有用な関数である。読者の中には，「なぜ，関数値が実数で定義される三角関数と関数値が複素数で定義される複素指数関数という異なった関数を使用するのか」という素朴な疑問をもつ人もいるだろう。学問を体系化するうえで，より上位の概念を導入するという手段は，一般的な説明の容易化や数式表現の簡素化に不可欠である。例えば，10 が 5 個あるということを示したい場合，$10+10+10+10+10$ という加算表現や，10×5 という乗算表現が可能であるから，乗算を知らない人でも加算表現さえ知っていれば，10 が 5 個あることを正確に伝えることができる。しかし，加算しか知らない人に 10 が n 個あることを正確に伝えることは困難であり，$10 \times n$ という乗算表現が必要であることは容易に理解できよう。周期現象の数学的モデルも三角関数表現のみに固執することなく，複素指数関数表現にまで拡張できれば，数式の表現や変形などが簡素化され，処理の本質を理解することが容易になる。「習うより慣れろ」というように積極的に複素表現を利用して欲しいものである。

2.1.4 単振動モデル

まず，ばねとおもり（質点）を連結した**図 2.5** の単振動モデルを考える。

おもりの運動は，基準位置からの変位を $\xi(t)$ として

$$m\frac{d^2\xi(t)}{dt^2} = -\zeta\xi(t) \quad (2.15)$$

となる運動方程式で記述できる。ただし，m はおもりの質量，ζ はばね定数である。

式 (2.15) の一般解は

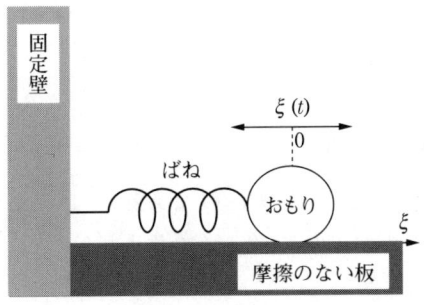

図 2.5 単振動のモデル

$$\xi(t) = Ae^{j(\omega t+\theta)} \tag{2.16}$$
$$= A(\cos(\omega t + \theta) + j\sin(\omega t + \theta)) \tag{2.17}$$

で与えられる。ただし，A は振動の振幅，ω は振動の角周波数，θ は初期位相である。ここで，式 (2.11) の微分公式を 2 回使えば

$$\frac{d^2\xi(t)}{dt^2} = (j\omega)^2\xi(t) = -\omega^2\xi(t)$$

となるから，運動方程式 (2.15) の左辺に代入すると

$$-m\omega^2\xi(t) = -\zeta\xi(t)$$

が成立する。よって，$\xi(t)$ に含まれた一つの未知数 ω は

$$\omega = \sqrt{\frac{\zeta}{m}}$$

となることがわかる。

2.1.5　進行波モデル

「いま，ここ」の波動の状態は，「さっき，あそこ」の波動の状態であるから，波動は二つの独立したパラメータ (時間と場所) の関数となる。例えば，1 次元直線上で波の発生場所 (あそこ) を座標原点 $x = 0$ とし，観察開始時刻 (さっき) を時間原点 $t = 0$ に選び，C を波の状態の伝搬速度とすると，観察場所 x と現時刻 t における波の状態 $f(t,x)$ は，x/C 秒前に座標原点で実現されていた状態であることがわかる。この言葉での表現を数学的に表現した式が次式である。

$$\text{左から右に進む波}: f_{LR}(t,x) \equiv f\left(t - \frac{x}{C}, 0\right) \tag{2.18}$$
$$\text{右から左に進む波}: f_{RL}(t,x) \equiv f\left(t + \frac{x}{C}, 0\right) \tag{2.19}$$

ここで，波動の状態を質点の変位位置であると考え，座標原点における波の状態 $f(t,0)$ に，単振動モデル $\xi(t)$ をあてはめると，波の数学的モデルは

$$f(t,0) = \xi(t) \tag{2.20}$$

と記述できるから，つぎの手順で波の状態 $f(t,x)$ の三角関数表現が求まる。

式 (2.20) の右辺に，式 (2.17) の実数部のみ用いた単振動モデルを代入し，式 (2.18) また式 (2.19) を書き換えると

$$\text{左から右に進む波}: f_{LR}(t,x) = A\cos\left(\omega\left(t - \frac{x}{C}\right) + \theta\right) \tag{2.21}$$
$$= A\cos(\omega t - kx + \theta) \tag{2.22}$$
$$\text{右から左に進む波}: f_{RL}(t,x) = A\cos\left(\omega\left(t + \frac{x}{C}\right) + \theta\right) \tag{2.23}$$
$$= A\cos(\omega t + kx + \theta) \tag{2.24}$$

という三角関数表現を，それぞれ導くことができる。ただし，$k = \omega/C$ である。

また，三角関数表現とまったく同様に，式 (2.20) の右辺に式 (2.16) を代入し，式 (2.18) また式 (2.19) を書き換えると

左から右に進む波： $f_{LR}(t,x) = Ae^{j(\omega(t-x/C)+\theta)}$
$$= Ae^{j(\omega t - kx + \theta)} \quad (2.25)$$

右から左に進む波： $f_{RL}(t,x) = Ae^{j(\omega(t+x/C)+\theta)}$
$$= Ae^{j(\omega t + kx + \theta)} \quad (2.26)$$

が導かれ，波の状態 $f(t,x)$ の複素指数関数表現を得ることができる。

実際，物理的な波の表現には三角関数が使用されているが，数学的，特に，信号処理的な立場からは，複素指数関数表現のほうが乗除算や微積分が簡単になるという利点があり，本書でも混在して利用する。

2.1.6　用　　語

図 2.6(a) はある場所での波の状態の時間的変化 $f(t, x_0)$，また図 (b) はある時刻での波の状態の場所的変化 $f(t_0, x)$ を表している。

図を参考にして，波に関する諸量を定義しておく。

(1) 波の周期 T　　つぎからつぎへと現れる山 (谷) と山 (谷) の時間間隔
(2) 周波数 f　　周期の逆数 (1 秒が周期の何倍にあたるかを示し，物理学的には振動数という用語を使用)
(3) 波長 λ　　山 (谷) と山 (谷) の距離
(4) 波数 k　　波長の逆数 (1 m が波長の何倍かにあたるかを示す)

また，余弦波関数は 2π を周期とする周期関数であるから，これらの用語の関係を整理するとつぎのようになる。

$$k \equiv \frac{\omega}{C} = \frac{2\pi}{\lambda} \quad (2.27)$$
$$C \equiv \lambda f = \frac{\lambda}{T} \quad (2.28)$$
$$\omega \equiv 2\pi f \quad (2.29)$$

なお，式 (2.27) と式 (2.29) を利用すると，波数と周波数で表現した波の状態〔式 (2.22)〜式 (2.26)〕は，次式のように波長と周期でも表現できることが容易にわかる。

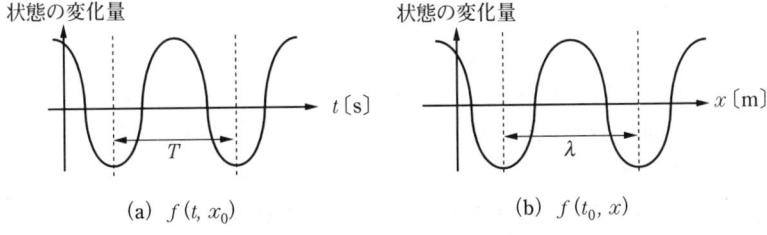

(a) $f(t, x_0)$　　　　　　(b) $f(t_0, x)$

図 2.6　波の状態の観察模式図

$$\left.\begin{aligned} f(t,x) &= A\cos\left(2\pi\left(\frac{t}{T} \pm \frac{x}{\lambda}\right) + \theta\right) \\ f(t,x) &= Ae^{2\pi(t/T \pm x/\lambda) + \theta} \end{aligned}\right\} \quad (2.30)$$

ただし，復号+は $f_{RL}(t,x)$，同じく-は $f_{LR}(t,x)$ である．

ここで，これまで説明しなかった位相 θ の意味を考える．例えば，式 (2.22)～式 (2.26) によると，時刻 $t=0$（いま），場所 $x=0$（ここ）での波の状態は

$$f(0,0) = A\cos\theta$$
$$f(0,0) = Ae^{j\theta}$$

で表現できるから，「いま」,「ここ」での波の状態は

$$\theta = 0 \implies 山の状態$$
$$\theta = \frac{\pi}{2} \implies 山から谷への中間点$$
$$\theta = \pi \implies 谷の状態$$
$$\theta = \frac{3\pi}{2} \implies 谷から山への中間点$$

から始まることになる．このように，定数 θ を導入することにより，「いま」,「ここ」での波の状態 $f(0,0)$ がどのような状態であっても表現することができる．一般に定数 θ は，基準となる時刻と場所 $(t=0, x=0)$ での波の状態を決定することから，初期位相と呼ばれる．

2.2 超音波の発生

2.2.1 圧電効果

実際に，超音波は物質を単振動させることによって発生することができ，この単振動させる物質を振動子と呼んでいる．医用目的の診断に利用される超音波の送受波に使用される振動子は，圧電効果 (piezo electric effect) を利用したものが多い．なお，超音波メスやハイパサーミア用には，大きなパワーが引き出せる磁歪効果をもった強磁性体が利用される．

圧電効果は，内部で電気的中性の状態を保っている強誘電体の結晶に圧力または張力を加えひずみを生じさせると，この電気的中性の状態が崩れて表面に外力の強さに比例した電位差を結晶表面に生じる現象である（**図 2.7**）．

逆に，この結晶に電界をかけると，その大きさに比例した機械的ひずみを生じる（逆圧電効果）．一般に，外力と同じ方向に電位差を生じる縦効果と外力と垂直の方向に電位差を生じる横効果とがある．

このように圧電-逆圧電効果は双方向効果であるから，圧電材料を利用すると，電気信号を加えて波動を発生させたり，波動を電気信号に変換する振動子を容易に作成することができる．

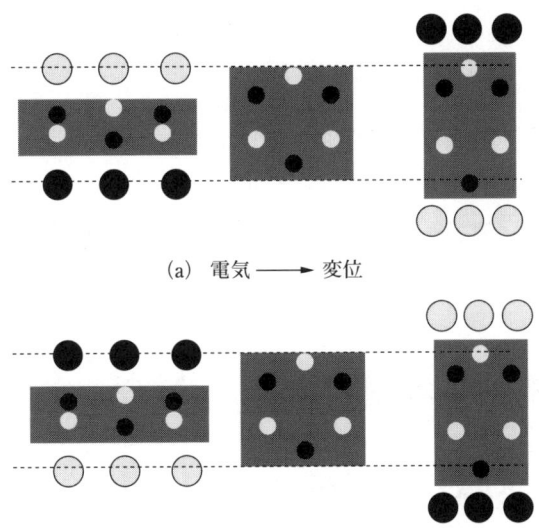

(a) 電気 ⟶ 変位

(b) 変位 ⟶ 電気

図 2.7 圧電効果の模式図

2.2.2 圧電材料

圧電材料としては，つぎのようなものがある。

(1) 単結晶　水晶，ニオブ酸リチウム (LiNbO$_3$) など
(2) 圧電性セラミックス　チタン酸ジルコン酸鉛〔Pb(ZrTi)O$_3$〕系，チタン酸鉛 (PbTiO$_3$) 系などの焼結体を分極処理
(3) 圧電性高分子膜　ポリフッ化ビニリデン (PVDF)，フッ化ビニリデン・三フッ化エチレン重合体〔P(VDF-TrFE)〕
(4) 薄膜　酸化亜鉛 (ZnO)

また，圧電材料の特性を表す定数に次式で表される圧電定数 d がある。

$$d = \frac{Q}{F} = \frac{x}{V}$$

ただし，Q は現れる電荷〔C〕，F は加えた力〔N〕，x は変形量〔m〕，V は印加電圧〔V〕である。

実際は，エネルギー変換効率の目安となる以下の電気機械結合係数 k_a が大きい材料が好ましく，加工がしやすいという特徴をあわせもつ圧電性セラミックスが多用されている。

$$k_a = \sqrt{\frac{U_a}{U_i}}$$

ここで，U_i は静止状態において振動子に与えた電気入力である。

$$U_i = \frac{1}{2}\frac{\varepsilon}{4\pi}E^2$$

ただし，ε は誘電率，E は印加電界である。

また，U_a は機械的出力に変換される量である。

$$U_a = \frac{1}{2}\frac{1}{s}S^2$$

ただし，s は誘電率弾性コンプライアンス，S はひずみである。

以上から，k_a と d の間には次式が成立していることがわかる。

$$k_a = \sqrt{\frac{4\pi}{\varepsilon s}}d$$

なお，振動子材料に関する詳しい解説や各定数については，文献10),11) を参照して欲しい。

2.3 超音波の伝搬

2.3.1 縦波と横波

超音波の数学的モデルを表現したとき，媒質の振動モデルを適用したが，振動方向については言及しなかった。一般に，波はその進行方向と媒質の振動方向の違いによって，つぎの二つのモードに大別できる。

(1) 縦波　　進行方向が媒質の振動方向と同じ (図 **2.8**)
(2) 横波　　進行方向が媒質の振動方向に垂直 (図 **2.9**)

このほかに，半無限の固体の表面を伝わるレイリー波 (Rayleigh wave)，また有限の厚さの板を伝わるラム波 (Lamb wave) と呼ばれるモードもあるが，固体や液体の内部を伝搬する超音波は縦波と考えてよい[12]）。

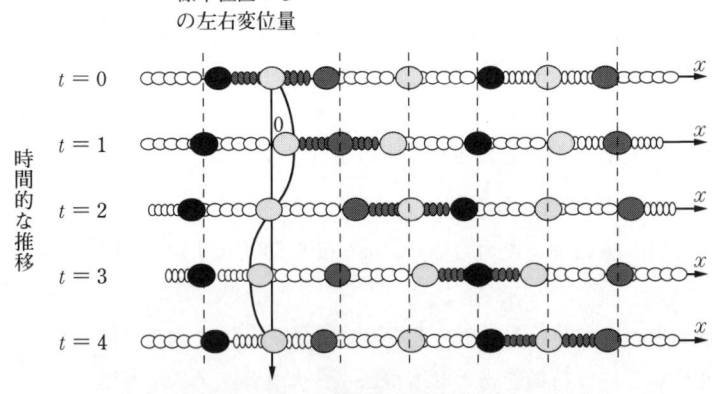

(a) 1次元モデルで質点位置の時間的推移を縦方向に提示

(b) 1次元モデルを縦に並べてある時刻での2次元分布を提示

図 **2.8**　縦波のモデル

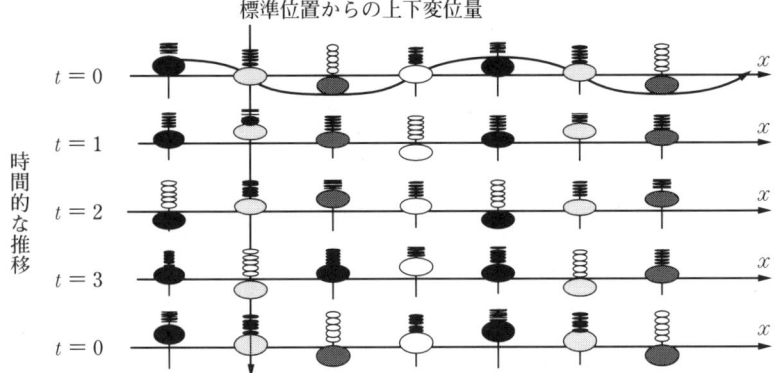

(a) 1次元モデルで質点位置の時間的推移を縦方向に提示

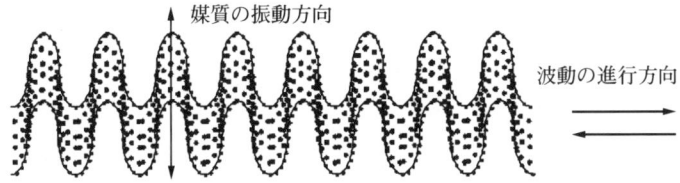

(b) 1次元モデルを縦に並べてある時刻での2次元分布を提示

図 2.9 横波のモデル

2.3.2 平面波と球面波

波動は広く3次元空間に伝搬する。この中で，比較的よく利用される波に平面波と球面波がある。まず，平面波は，y 軸方向や z 軸方向には一定で，x 軸方向にのみ状態が変化して伝搬する波動であり，数学的には

$$f(t,x,y,z) = Ae^{j(\omega t \pm kx + \theta)} \tag{2.31}$$

のように表現する。

また，空間内のある一点 (座標原点) から空間的に広がる波動を球面波と呼び

$$f(t,\vec{r}) = \frac{1}{|r|} Ae^{j(\omega t \pm \vec{k}\vec{r})}$$

$$f(t,x,y,z) = \frac{1}{\sqrt{x^2+y^2+z^2}} Ae^{j(\omega t \pm (k_x x + k_y y + k_z z))}$$

のように表現している。ただし，第1式は極座標形式，第2式は直交座標形式の表現であり，空間的に広がることから波数は $\vec{k} = (k_x, k_y, k_z)$ のようにベクトル表現になり，これを波数ベクトルと呼んでいる。

2.3.3 超音波の音場パラメータ

密度 ρ の媒質中を，伝搬速度 C で x 軸正方向に進む平面超音波を考えると，位置 x の粒子変位が $\xi(t,x) = f(t,x)$ で表され，粒子速度 $v(t,x)$ は

$$v(t,x) = \frac{\partial \xi(t,x)}{\partial t}$$
$$= j\omega \xi(t,x)$$
$$= V e^{j(\omega t - kx + \alpha)}$$

と記述できることは容易に理解できよう。$\xi(t,x)$ は t と x の二つの変数に対して定義されているから，粒子速度は $\xi(t,x)$ の時間偏微分となるが，その計算はそれぞれの変数について常微分すればよい。

また，K を断熱体積弾性率とすると，媒質中の場所 x における圧力は $K\xi(t,x)$ であり，平面波の音圧 $p(t,x)$ は場所による圧力変動であるから

$$p(t,x) \equiv -K\frac{\partial \xi(t,x)}{\partial x}$$
$$= -K(-jk)\xi(t,x)$$
$$= \rho C^2 \left(\frac{k}{\omega}\right) j\omega \xi(t,x)$$
$$= \rho C v(t,x) \tag{2.32}$$
$$= P e^{j(\omega t - kx + \alpha)}$$

$$P = \rho C V$$

と表現できることがわかる。式 (2.32) において，p を電圧，v を電流に想定するアナロジーから，比例項

$$Z = \rho C$$

は抵抗成分 (インピーダンス) になるが，Z は物質に固有の値であることから固有音響インピーダンスと呼び，超音波画像計測技術の基礎となる反射や透過 (2.3.4 項参照) に関係する重要なパラメータである。

ここで，平面波の進行方向に厚さ λ(1 波長分) と進行方向に垂直な単位断面積をもった媒質体積の運動エネルギー W

$$W = \frac{1}{2}\rho\lambda(v(t,x))^2$$
$$= \frac{1}{2}\rho\lambda(v(t,x)v^*(t,x))$$
$$= \frac{1}{2}\rho\lambda V^2$$

を考えると，音 (超音波) の強さ I は超音波の進行方向に垂直な媒質内の単位断面積を単位時間に通過するエネルギー

$$I = \frac{\omega}{2\pi}W$$
$$= \frac{1}{2}\frac{\omega}{2\pi}\frac{2\pi}{k}\rho v(t,x)v^*(t,x)$$
$$= \frac{1}{2}p^*(t,x)v(t,x)$$

$$= \frac{PV}{2} \tag{2.33}$$

で定義される〔第2式から第3式への変形は式(2.32)を利用〕。

なお，単位体積当りのエネルギー密度 E は，次式で表現できることがわかる。

$$E = \frac{I}{C} \tag{2.34}$$

以上の音響パラメータを SI 単位系で整理すると，以下のようになる。

1) 音圧 p
   $$1 \text{ Pa} = 1 \text{ N/m}^2$$
2) 強度 I
   $$1 \text{ W/m}^2 = 1 \text{ J/(s·m}^2) = 1 \text{ N·m/(m}^2\text{·s)} = 1 \text{ Pa·m/s}$$
3) エネルギー密度 E
   $$1 \text{ J/m}^3 = 1 \text{ W·s/m}^3 = 1 \text{ (W/m}^2)·(\text{s/m})$$

例えば，水中 ($C = 1\,500$ m/s, $\rho = 1$ g/cm^3) で $P = 1.013 \times 10^5$ Pa (= 1 気圧) の超音波は，$V = 6.7$ cm/s, $I = 0.33$ W/cm^2 である。

なお，超音波の強さ I をはかる指標としては，以下のような量がある。

(1) SATA(spatial average-temporal average intensity)　超音波ビームの断面積にわたって平均した音の強さの時間平均値
(2) SPTA(spatial peak-temporal average intensity)　音の強さが音場中で最大値，あるいは指定した領域中で極大値をとる点での音の強さの時間的平均値
(3) SPTP(spatial peak-temporal peak intensity)　音の強さが音場中で最大値，あるいは指定した領域中で極大値をとる点での音の強さの時間ピーク値
(4) SATP(spatial average-temporal peak intensity)　超音波ビームの断面積にわたって平均した音の強さの時間ピーク値

2.3.4 反射と透過

医用超音波画像診断装置が表示する重要な情報に関与する物理効果に，平面波が媒質内を伝搬するときに生じる反射と透過という現象がある。

図 2.10のように，媒質 I (固有音響インピーダンス：Z_1, 伝搬速度：C_1, 密度：ρ_1) と媒質 II (固有音響インピーダンス：Z_2, 伝搬速度：C_2, 密度：ρ_2) を考え，媒質 I と媒質 II の境界での入射角度を θ_i, 反射角度を θ_r, 透過角度を θ_t とする。

また，音圧を p, また粒子速度を v として，添字は i が入射成分，r が反射成分，t が透過成分を示すものとし，それぞれ，次式で与える。

$$p_i(t, x) = P_i e^{j(\omega t - k_\text{I} x)}$$
$$p_r(t, x) = P_r e^{j(\omega t + k_\text{I} x)}$$
$$p_t(t, x) = P_t e^{j(\omega t - k_\text{II} x)}$$
$$v_i(t, x) = V_i e^{j(\omega t - k_\text{I} x)}$$

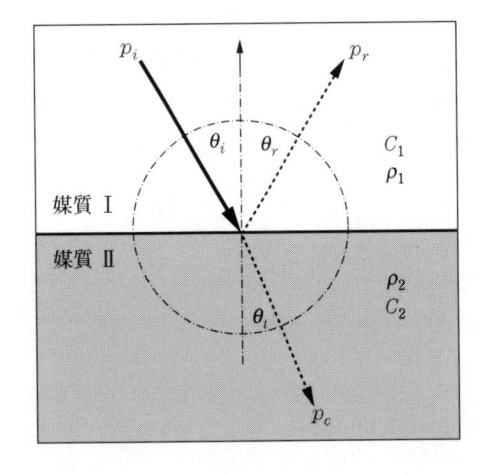

図 2.10 超音波の反射と透過

$$v_r(t,x) = V_r e^{j(\omega t + k_\mathrm{I} x)}$$
$$v_t(t,x) = V_t e^{j(\omega t - k_\mathrm{II} x)}$$

なお，これらの諸量は

1) 屈折（スネルの法則）
$$\frac{\sin\theta_i}{\sin\theta_t} = \frac{C_1}{C_2}$$

2) 粒子速度の連続性
$$v_i(t,0)\cos\theta_i - v_r(t,0)\cos\theta_r = v_t(t,0)\cos\theta_t$$

3) 音圧の連続性
$$p_i(t,0) + p_r(t,0) = p_t(t,0)$$

の三つの物理法則に支配されているから，入射角 θ_i と反射角 θ_r が等しいという基本関係を導入すると，P_i と P_r，また P_i と P_t の関係は，計測可能なパラメータ $Z_1, Z_2, \theta_i, \theta_t$ を使用して，以下のようになることがわかる。

1) 入射音圧と反射音圧の関係
$$\frac{P_r}{P_i} = \frac{Z_2\cos\theta_i - Z_1\cos\theta_t}{Z_2\cos\theta_i + Z_1\cos\theta_t} \tag{2.35}$$

2) 入射音圧と透過音圧の関係
$$\frac{P_t}{P_i} = \frac{2Z_2\cos\theta_i}{Z_2\cos\theta_i + Z_1\cos\theta_t} \tag{2.36}$$

式 (2.35) は，波動が固有音響インピーダンスの異なる媒質間を伝搬するとき，その境界で反射現象を生じることを意味している。医用画像診断に威力を発揮している B モード画像診断装置は，垂直入射 ($\theta_i = \theta_r = \theta_t = 0$) を仮定しているから

$$\frac{P_r}{P_i} = \frac{Z_2 - Z_1}{Z_2 + Z_1} \tag{2.37}$$

が成立し，Z_1 と Z_2 の差に比例した強さの反射超音波信号を画像化していることになる。

2.3.5 減　　　衰

これまでは伝搬に伴う減衰を考慮してこなかったが，現実の媒質内を伝搬する平面波は実際には減衰する。この減衰は

1) 伝搬距離に依存して指数関数的に減衰する吸収減衰
2) 伝搬経路の微小物体によって生じる散乱で減衰する散乱減衰
3) 伝搬に伴う拡散によって，十分離れた場所では球面波状になることから距離の2乗に比例して減衰する拡散減衰

の3種類に大別できる[13]（図 2.11）。

吸収減衰する超音波は，強度吸収係数 μ と吸収係数 α という2種類の係数を用いて

$$強度：i(t,x) = I_x e^{j(\omega t \pm kx)} = I_0 e^{-\mu x} e^{j(\omega t \pm kx)}$$
$$音圧：p(t,x) = P_x e^{j(\omega t \pm kx)} = P_0 e^{-\alpha x} e^{j(\omega t \pm kx)}$$
$$粒子速度：v(t,x) = V_x e^{j(\omega t \pm kx)} = V_0 e^{-\alpha x} e^{j(\omega t \pm kx)}$$

のように表される。なお，これらの二つの吸収係数の間には，$I_x = P_x V_x / 2$ より $\mu = 2\alpha$ が成立していることがわかる。また，μx と αx は無次元量であり，p の振幅が $1/e$ となる距離 $x = 1/\alpha$ を減衰距離と呼んでいる。ここで，単位系を考えて

$$\begin{aligned}\mu \,[\mathrm{dB/cm}] &= -\frac{1}{x} 10 \log_{10} \frac{I_x}{I_0} \\ &= -\frac{1}{x} \ln \frac{I_x}{I_0} \log_{10} e = 4.343 \mu \,[\mathrm{cm}^{-1}] \\ 2\alpha \,[\mathrm{dB/cm}] &= -\frac{1}{x} 20 \log_{10} \frac{P_x}{P_0} \\ &= 8.686 \alpha \,[\mathrm{cm}^{-1}] = \mu \,[\mathrm{dB/cm}]\end{aligned}$$

と表現することもできる。

さらに

$$k^* = k - j\alpha$$

で定義される複素伝搬定数 k^* を導入すると，吸収減衰のない場合と同様の表現式

$$\begin{aligned}p(x,t) &= P_x e^{j(\omega t \pm kx)} \\ &= P_0 e^{j(\omega t \pm k^* x)}\end{aligned}$$

が成立することがわかる。

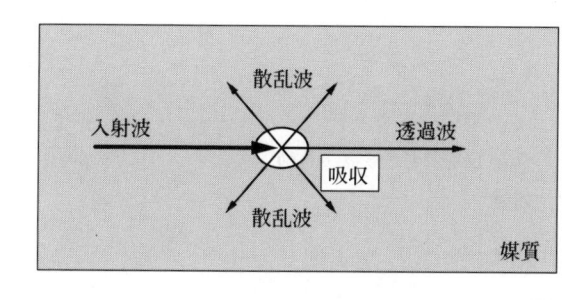

図 2.11 超音波の減衰

通常，10 GHz までの水中超音波の吸収は

$$\frac{\alpha}{f^2} = 25 \times 10^{-17} \text{ neper·s/cm}$$

とほぼ一定（温度依存性あり）であることがわかっており，1 MHz で 40 m 到達するパワーをもっていても，周波数が 1 けた上昇するごとに 1/100 ずつ減少し，1 GHz では 40 μm しか到達できなくなる[11]）。

2.3.6　ドプラ効果

波動が運動している反射物体によって受ける作用にドプラ効果がある。

図 2.12(a) に示すように，座標原点を周波数 f_0 の超音波の送受波位置とし，L だけ離れた場所に反射体がある場合，送波した超音波はそのまま反射されてくるから，受波位置で観測する波長は

$$\lambda_0 = \frac{C}{f_0}$$

である。一方，反射体が送受波位置に向かって速度 u で移動している場合〔図 (b)〕，受波位置で観測される単位時間当りの波の数は f_0 で不変であるが，波の存在区間は単位時間当りに $C - 2u$ に押しつめられているから，観測される波長は

$$\lambda = \frac{C - 2u}{f_0}$$

となり，受波位置での周波数は以下の式で表現できる。

$$f = \frac{C}{\lambda} = f_0 \frac{C}{C - 2u}$$

反対に，遠ざかる場合には，同様の議論から

$$f = \frac{C}{\lambda} = f_0 \frac{C}{C + 2u}$$

という表現になる。つまり，反射物体が近づいてくると周波数は増大し，反対に，遠ざかる場合には周波数は減少することがわかり，この現象をドプラ効果という。通常，送波周波数との差

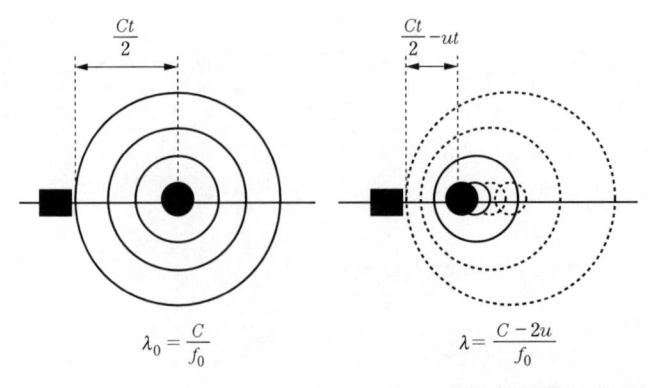

(a) 反射源が静止　　(b) 反射源が速度 u で移動

図 2.12　ドプラ効果

近づく場合： $f_d = f_0 \left(\dfrac{C}{C - 2u} - 1 \right)$ \hfill (2.38)

遠ざかる場合： $f_d = f_0 \left(1 - \dfrac{C}{C + 2u} \right)$ \hfill (2.39)

をドプラ偏移周波数と呼んでいる。なお，速度 U で移動している反射体が超音波の進行方向と角度 θ で交叉している場合は，$u = U\cos\theta$ として，式 (2.38) や式 (2.39) に代入すればよい。

2.3.7 生体内の超音波

生体内を伝搬する超音波は縦波で，その伝搬速度 C は気体や液体内と同様に次式で与えられる。

$$C = \sqrt{\dfrac{K}{\rho}}$$

ただし，K は断熱体積弾性率，ρ は平均密度である。参考のために，生体組織を伝搬する超音波の速度を図 **2.13** に示した[14]。B モードエコー診断装置やカラードプラ診断装置などの医用超音波画像診断装置を設計するエンジニアは，通常，$C = 1\,540$ m/s を目安にしているが，実際，この値は，骨や脂肪以外の筋肉，臓器，血液などの人体組織に対して ±6 % 程度の誤差で利用することができる。この変動は，組織の弾性に依存しており，密度には左右されない。また，医用診断装置に利用されている周波数範囲 ($1 \sim 15$ MHz) では，音速は周波数には依存せず，波長 λ は，1 MHz で 1.5 mm，15 MHz で 0.1 mm の概算値を使用してもよい。さらに，C は温度依存性があり，脂肪性組織の温度係数は負，非脂肪性組織や臓器のそれは正である。

また，医用診断装置に利用されているパルス超音波の照射による最大粒子変位は 0.08 μm 程度であり，粒子速度のピーク値は 0.4 m/s 程度である。

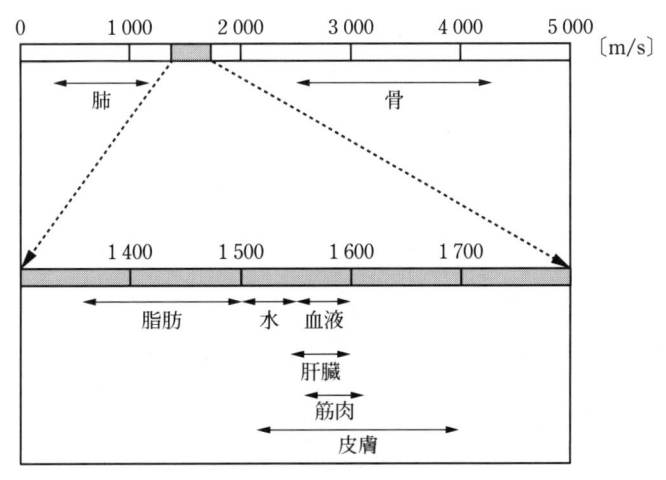

図 2.13 生体組織内の超音波の伝搬速度

さらに，生体内を超音波が伝搬するとき，大きさが約 10 μm (5 MHz の超音波で波長の約 0.03 倍) の細胞から，10 cm 程度の大きさの臓器 (5 MHz の超音波で約 300 倍) まで広範囲の物質が存在し，伝搬経路にある種の境界が生じ，散乱対象となる。このように異なったレベルの大きさをもった散乱対象に対する散乱現象には種々のモードがあり，波長に比べて散乱体の大きさが十分に大きいと通常の反射と屈折を生じる幾何学領域モード，ほぼ等しい場合の統計領域モード (回折)，十分小さい場合のレイリー領域モードがある。血液成分，特に赤血球からの散乱がレイリー領域モードに相当し，平面波を照射しても散乱波は球面波となる。

最後に，参考のために生体組織の固有音響インピーダンスと吸収係数の概略値を**表 2.1**に示しておく[15]。

表 2.1　固有音響インピーダンス Z と吸収係数 α

	筋肉	脂肪	骨	水	肺 (空気)
$Z \times 10^5$ 〔g/(cm^2·s)〕	1.68	1.40	6.0	1.51	0.26
α 〔dB/(cm·MHz)〕	1.3	0.5	14	0.002 5	50

2.4　波動方程式と超音波*

前節までは，超音波が波動 (状態の移動現象) であること，さらにその基本状態が単振動であることを前提として，式 (2.22) や式 (2.24)，また式 (2.25)や式 (2.26)の数学的モデルで記述できることを示した。本節では，超音波の厳密な基礎方程式を導出し，超音波が確かに波動現象であることを確かめることを目的に，偏微分方程式に関する知識の保有を前提として記述したので，本節の内容は読み飛ばしても，次章以降の内容の理解には支障がないように配慮してある。

2.4.1　基礎方程式

まず，$\vec{v}$ を点 P における媒質の速度ベクトルとすると，密度 ρ の時間的な変化量は単位体積当りの流入量に等しいという質量保存則から

$$\begin{aligned}\frac{\partial \rho}{\partial t} &\equiv -\mathrm{div}\,\rho\vec{v} \\ &= -\left(\frac{\partial}{\partial x}\vec{i}+\frac{\partial}{\partial y}\vec{j}+\frac{\partial}{\partial z}\vec{k}\right)\rho\vec{v} \\ &= -\nabla\cdot\rho\vec{v}\end{aligned} \qquad (2.40)$$

が成立する。これは連続の式と呼ばれている。

また，運動方程式は次式で与えられる。

$$\rho\frac{\partial \vec{v}}{\partial t} \equiv -\mathrm{grad}\,p$$

$$\frac{\partial \vec{v}}{\partial t} = -\frac{1}{\rho} \nabla p \tag{2.41}$$

ただし，p は圧力である．ここで，運動方程式 (2.41) の左辺は時間に依存する加速度のみを表し，$\vec{v}$ の空間的変化は小さいと仮定して場所に依存する加速度項は無視している．また，右辺は，媒質に加わる外力はないと仮定し，圧力の場所的な変動のみが媒質内の質点に加わる力であることを示している．式 (2.40) に $\partial/\partial t$，式 (2.41)に ∇ の内積操作をほどこすと

$$\begin{aligned}
\frac{\partial^2 \rho}{\partial t^2} &= -\frac{\partial}{\partial t} \nabla \cdot \rho \vec{v} \\
&= -\nabla \cdot \frac{\partial \rho \vec{v}}{\partial t} \\
&= \nabla \cdot \nabla p \\
&= \nabla^2 p
\end{aligned} \tag{2.42}$$

が成立する．

2.4.2　波動方程式

一般に圧力 p は密度 ρ の関数であるが，下記の線形性の仮定が計測への応用の基本である．

$$\begin{aligned}
p(\rho) &= p_0 + \delta p \\
&= p_0 + \frac{dp}{d\rho}|_{\rho_0} \delta\rho + \cdots \\
&= p_0 + C^2 \delta\rho \\
&= C^2 \rho + (p_0 - C^2 \rho_0)
\end{aligned} \tag{2.43}$$

ただし，$\delta\rho = \rho - \rho_0$，また p_0 と ρ_0 は平衡状態での圧力と密度である．ここで，式 (2.42) の右辺に式 (2.43)を代入すると

$$\frac{\partial^2 \rho}{\partial t^2} = C^2 \nabla^2 \rho \tag{2.44}$$

また，式 (2.43) を t で2回偏微分した

$$\frac{\partial^2 p}{\partial t^2} = C^2 \frac{\partial^2 \rho}{\partial t^2}$$

を式 (2.42) の左辺に代入すると

$$\frac{\partial^2 p}{\partial t^2} = C^2 \nabla^2 p \tag{2.45}$$

がそれぞれ成立し，ρ も p もともに波動方程式を満足することがわかる．

2.4.3　平面波と球面波

空間的に存在するが，y 軸方向や z 軸方向には一定で，x 軸方向にのみ変化する関数 $\phi(t, x)$ を考え，式 (2.44) や式 (2.45) と同様の波動方程式を解く．

$$\frac{\partial^2 \phi}{\partial t^2} = C^2 \frac{\partial^2 \phi}{\partial x^2} \tag{2.46}$$

ここで

$$\phi(t,x) = \Phi_p e^{j(\omega t \pm kx + \theta)} \tag{2.47}$$

とおくと

$$\frac{\partial^2 \phi(t,x)}{\partial t^2} = (j\omega)^2 \phi(t,x)$$

$$\frac{\partial^2 \phi(t,x)}{\partial x^2} = (\pm jk)^2 \phi(t,x)$$

から，確かに式 (2.47) の複素指数関数は，波動方程式 (2.46) の解となり，p や ρ の数学的な表現式であることがわかる．なお，この $\phi(t,x)$ は x 軸方向に進行する平面波であることは，前節で学んでいる．

また，ある一点 (座標原点) から空間的に広がる関数 $\varphi(t,r)$ を考える．ただし，この関数は，原点からの距離を $r = \sqrt{x^2 + y^2 + z^2}$ で与えた極座標表示である．極座標系で表現した偏微分は，t に関する項は不変であるが，場所に関する項が異なってくる．例えば，x について考えると

$$\frac{\partial \varphi}{\partial x} = \frac{\partial \varphi}{\partial r} \frac{\partial r}{\partial x} = \frac{x}{r} \frac{\partial \varphi}{\partial r}$$

$$\frac{\partial^2 \varphi}{\partial x^2} = \frac{\partial}{\partial x} \left(\frac{x}{r} \frac{\partial \varphi}{\partial r} \right)$$

$$= \left(\frac{1}{r} - \frac{x^2}{r^3} \right) \frac{\partial \varphi}{\partial r} + \left(\frac{x}{r} \right)^2 \frac{\partial^2 \varphi}{\partial r^2}$$

となる．y, z についても同様の式が得られるから，結局，極座標形式の波動方程式は

$$\frac{\partial^2 (r\varphi(t,r))}{\partial t^2} = C^2 \frac{\partial^2 (r\varphi(t,r))}{\partial r^2}$$

で与えられ

$$\varphi(t,r) = \frac{1}{r} \Phi_v e^{j(\omega t \pm kr)} \tag{2.48}$$

が解となることがわかる．なお，この $\varphi(t,r)$ は球面波であることも，前節で学習済である．

2.4.4 強度とエネルギー密度

式 (2.33) また式 (2.34) の I と E を，別の見方からもう少し厳密に定義しておこう．まず，場所による密度変化はほとんどないと考えて，式 (2.40) また式 (2.41) および式 (2.43) の偏微分から

$$\nabla \vec{v} = -\frac{1}{\rho_0} \frac{\partial \rho}{\partial t}$$

$$= -\frac{1}{\rho_0 C^2} \frac{\partial p}{\partial t}$$

$$\nabla p = -\rho_0 \frac{\partial \vec{v}}{\partial t}$$

が導かれる。よって

$$\begin{aligned}
\nabla(p \cdot \vec{v}) &= p \cdot \nabla \vec{v} + \vec{v} \cdot \nabla p \\
&= -p \frac{1}{\rho_0 C^2} \frac{\partial p}{\partial t} - \vec{v} \cdot \rho_0 \frac{\partial \vec{v}}{\partial t} \\
&= -\frac{1}{2} \frac{1}{\rho_0 C^2} \frac{\partial p^2}{\partial t} - \frac{1}{2} \rho_0 \frac{\partial(\vec{v} \cdot \vec{v})}{\partial t} \\
&= -\frac{1}{2} \frac{\partial}{\partial t} \left(\frac{1}{\rho_0 C^2} p^2 + \rho_0 \vec{v} \cdot \vec{v} \right)
\end{aligned}$$

が成立するから，両辺を積分すると次式が得られる。

$$\int_V \nabla(p \cdot \vec{v}) = -\frac{1}{2} \int_V \frac{\partial}{\partial t} \left(\frac{1}{\rho_0 C^2} p^2 + \rho_0 \vec{v} \cdot \vec{v} \right) dV$$

ここで，ガウスの定理

$$\int_V \nabla(p \cdot \vec{v}) = \int_S p\vec{v}\, dS$$

を利用すると，上の積分式は

$$\int_S p\vec{v}\, dS = -\frac{1}{2} \frac{\partial}{\partial t} \int_V \left(\frac{p^2}{\rho_0 C^2} + \rho_0 \vec{v} \cdot \vec{v} \right) dV$$

と変形され，単位次元を整理すれば，左辺の被積分関数は単位面積当りのパワー(音の強さ)，右辺のそれは単位体積当りのエネルギーであることがわかるから，次式の定義が成立する。

音の強さ： $I = p\vec{v}$

音の瞬時エネルギー密度： $E = \dfrac{1}{2} \left(\dfrac{p^2}{\rho_0 C^2} + \rho_0 \vec{v} \cdot \vec{v} \right)$

2.4.5 非線形超音波

2.4.2 項において，圧力 p は微小変動であると仮定して，式 (2.43) の圧力 p と媒質密度 ρ の線形関係式を導出した。しかし，圧力変動が大きくなると，この関係は成立せず

$$p = p_0 + A\left(\frac{\Delta \rho}{\rho_0}\right) + \frac{B}{2}\left(\frac{\Delta \rho}{\rho_0}\right)^2$$

となる非線形関係になることがわかっている。なお，A と B は非線形パラメータと呼ばれ，媒質によって異なる値をもっている。

また，V_0 を最大粒子速度として，式 (2.21) また式 (2.23) で記述した波動の状態 $f(t,x)$ に媒質の振動速度(粒子速度)v をあてはめると

$$v(t,x) = V_0 \cos 2\pi \left(ft \mp \frac{x}{C} \right)$$

と表現できることはすでに学習したが，この波動の伝搬速度(位相速度)C は

$$C = C_0 + \left(1 + \frac{B}{2A}\right)v \tag{2.49}$$

のように，非線形場では v と密接に関係している。

つまり，超音波の音圧 p が小さいときは粒子速度 v も微小であるから，その影響は無視でき，$C = C_0$ が成立し（伝搬速度は一定），波形はそのまま伝わる〔図2.14(a)〕。しかし，p が大きくなると v の影響が無視できなくなり，C は v が正なら増大し，負ならば減少する現象が生じて，徐々にひずみながら伝搬することがわかる〔図(b)〕[11]。

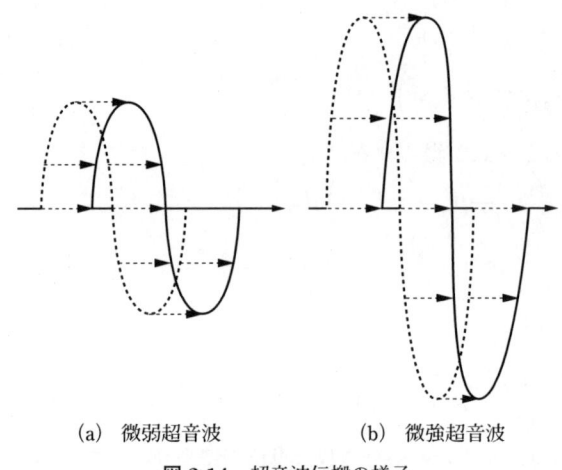

(a) 微弱超音波   (b) 微強超音波
図 2.14 超音波伝搬の様子

伝搬に伴うこの現象は，媒質の非線形性と粘性とのかねあいで持続するが，伝搬とともに超音波音圧 p が減少するため，再び余弦波状の波動として伝搬するようになる。

以上説明したように，小さな音圧の超音波は位相速度が一定であるから波形はひずまずに伝搬するが，大きな音圧の超音波はのこぎり波状にひずんで伝わることになる。実際，このひずみ波形を周波数分析すると，搬送周波数を基本波として高次の高調波を含む波に変化していくことがわかる。

次章以降で記述する従来 B モードのイメージングは，入射パルス信号の搬送周波数がそのままエコー信号の周波数として帰ってくる微弱超音波と媒質の線形的な相互作用を画像化する線形超音波イメージング技術であり，画像の方位分解能を決定する超音波ビーム幅の減少技術はほぼ限界にまで達していた。しかし，音圧が最も強くなる超音波ビームの中央部は 2 次高調波が発生しやすい領域であり，基本波の通過領域に比べて格段に狭いことから，微強超音波と媒質の非線形的な相互作用である 2 次高調波を画像化対象とする非線形超音波イメージングが，方位分解能向上に有効な技術として期待されている (6.5 節参照)。

演 習 問 題

【1】 **単振動モデルについて**　図 2.5 の単振動モデルにおいて，おもりを 10 cm まで引張った後，時刻 $t = 0$ に手を離したとする。この後のおもりの運動を式 (2.16)

の形式で記述せよ．

【2】 **波の数学的モデルについて**　周期 $T=1/1\,000$ s で x 軸正方向に進行する波を式 (2.25) の形式で記述せよ．ただし，波の速度は $1\,500$ m/s とする．

【3】 **波の数学的モデルについて**　上の問題の波長を求め，式 (2.30) の形式で表現せよ．

【4】 **波の入射と反射について**　入射音圧と反射音圧の関係式 (2.35) を導け．

【5】 **波動の数学的モデルについて**　以下の文の空欄を埋めよ．

　正弦波で波の状態 $w(t,x)$ を数学的に表現してみよう．ただし，場所と時間を表す変数をそれぞれ x と t とし，x は左から右の方向を正，t は過去を負，未来を正とし，θ は初期位相，C は波の伝搬速度を表すものとする．$t=(1)$ のとき，場所 x での波の状態 $w(t,x)$ は

$$w(0,x) = A\sin(kx+\theta) \tag{a}$$

で与えられる．このとき，左から右に移動する波を考えると，時刻 t と場所 x での状態 $w_1(t,x)$ は，時刻 0 に場所 (2) にあった波の状態に等しいから，式 (a) に代入して

$$w_1(t,x) = w(0,(2)) = A\sin((3)) \tag{b}$$

を得る．また，右から左に移動する波 $w_2(t,x)$ は，時刻 0 に場所 (4) にあった波の状態に等しいから

$$w_2(t,x) = w(0,(4)) = A\sin((5)) \tag{c}$$

で表現できる．ここで，式 (c) の sin の () 内は 2π だけ違っても sin の値は同じであるから，波の波長 λ と波数 k の間にはつぎの関係が成立する．

$$2\pi = (6) \tag{d}$$

また，波の周期を τ とすると，C と λ と τ の間には

$$\lambda = (7)$$

の関係があるから，式 (d) とあわせると

$$kC = (8)$$

が成立し，結局，式 (b) と式 (c) はつぎのように書けることがわかる．

$$w_1(t,x) = A\sin\left(2\pi\left(\frac{x}{(9)} - \frac{t}{(10)}\right) + \theta\right)$$

$$w_2(t,x) = A\sin\left(2\pi\left(\frac{x}{(9)} + \frac{t}{(10)}\right) + \theta\right)$$

3

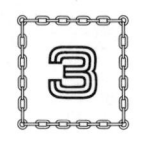

ディジタル信号処理の基礎

　現代のセンシング技術は，ディジタル信号処理技術と密接に関係している。本章では，信号の数学的表現法について概説した後，アナログ信号からディジタル信号への変換を可能にする理論的背景，画像計測システムのモデル化，周波数分析の基礎事項などを紹介する。

3.1 は じ め に

前章で，明らかにしたことは
1) 超音波は波動
2) 波動は時間と場所の周期関数

ということである。超音波と電磁波は同じ波動現象でも，超音波の伝搬速度が電磁波のそれに比べて 10^{-5} のオーダで遅いため，振幅情報のみなら位相(周波数)情報もコンピュータで処理できるという利点がある。一般に，物理現象には周期関数で表現できるものが多くあるが，ある現象を観測して得られた(計測)信号が，単一の周期で構成されていることはまれであり，通常は，いくつかの周期信号の重ね合わせで構成されている。このため，信号の周期(周波数)を調べたり，その周期信号の振幅を求める技術－周波数分析またはパワースペクトル推定－は非常に重要である。従来の信号処理手法は，バンドパスフィルタを中心とするアナログ回路で実現する手法であったのに対し，現在ではコンピュータの飛躍的な進歩によってディジタル的な手法が主流であるので，ディジタル信号処理手法に習熟することが現代のセンシング技術者に必須となっている。

　ディジタル信号処理理論の厳密な記述には複素指数関数論や確率過程の知識が必須となるが，スペクトル分析とフィルタ設計を柱とする実践的な技術である，センシング技術応用に話題を絞って，高等学校までの代数と微積分の知識があれば理解できるように配慮してある。コンピュータを応用したセンシング技術の体系化に不可欠な基礎をしっかり学習して欲しい。なお，ディジタル信号処理についてもっと詳しく学習したいという人は文献 16),17) で独習されることを勧める。

3.2 信号の表現

3.2.1 信号と関数

信号とは一つまたはそれ以上の独立した変数をもつスカラー関数で表現でき，その定義域と値域の性質から

(1) アナログ信号 (analog signal)：$f(t)$　　定義域と値域が連続な関数 (t は実数値) で表現できる信号
(2) ディジタル信号 (digital signal)：$f[n]$　　定義域と値域が離散的な関数 (n は整数値) で表現できる信号

に大別できる。

また，独立変数の数 (定義域の次元数) から，1次元信号，2次元信号，3次元信号といった呼び方がされる場合もある。例えば，われわれが耳で聞いている音声は定義域を時間とする関数で表現できる1次元アナログ信号であり，目にする絵画は平面上の場所を定義域とする関数で表現できる2次元アナログ信号である。

3.2.2 信号の直接的表現

〔1〕 時間信号モデル

時間信号とは，定義域が時間で与えられる信号である。実際，2章で記述した超音波はアナログ時間信号であり，場所を固定して ($x = x_0$) 観測すると

$$f(t) = A\sin(\omega t + kx_0)$$

や

$$f(t) = A\cos(\omega t + kx_0)$$

のように連続時間関数で表現できる。

一方，コンピュータはメモリが有限であるから，いまから1秒後までの信号をすべて記憶せよといっても記憶することができない。これは，0から1までの数字が連続しており無限個存在しているからである。つまり，時間を $t = nT_s$ と離散化したディジタル信号

$$f[n] = f(nT_s) = A\sin(\omega nT_s + kx_0)$$

また

$$f[n] = f(nY_s) = A\cos(\omega nY_s + kx_0)$$

のような系列 (時間的な系列であるから時系列という) しか入力できないのである。

本節では，初学者のためにディジタル信号の時間的な表現法について説明するが，基本的なディジタル信号として，以下の信号を覚えておくと便利である。

1) インパルス信号

$$\delta[n] = \begin{cases} 1 & n = 0 \\ 0 & n \neq 0 \end{cases}$$

2) 単位ステップ信号
$$u_s[n] = \begin{cases} 1 & n \geq 0 \\ 0 & n < 0 \end{cases}$$

3) 方形パルス信号
$$p_N[n] = \begin{cases} 1 & n \in [0, N-1] \\ 0 & n < 0, n \geq N \end{cases}$$

ただし，n は整数とし，それぞれの概形を図 **3.1** に示す．

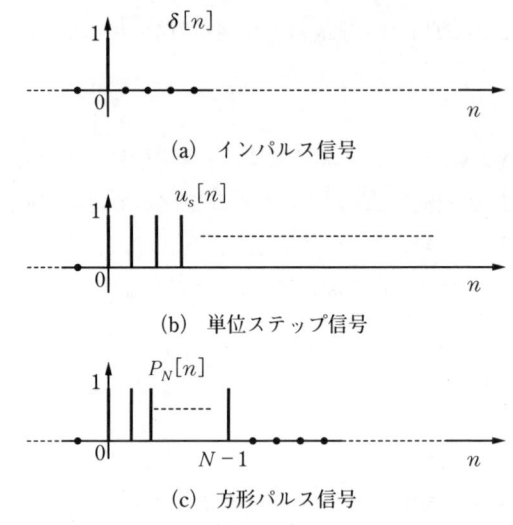

図 **3.1** ディジタル時間信号モデルの概形

なお，信号の表現には一意性はなく，例えば，インパルス信号と単位ステップ信号は

$$u_s[n] = \sum_{m=-\infty}^{n} \delta[n-m]$$

$$\delta[n] = u_s[n] - u_s[n-1]$$

で関係づけることができるし，方形パルス信号 $p_N[n]$ の場合には，単位ステップ信号を利用して

$$p_N[n] = u_s[n] - u_s[n-N]$$

という表現も可能である．

一般に，アナログ関数 $f(t)$ に $t = nT_s$ (n：整数) を代入すれば，形式的にディジタル信号モデル (時系列) $f[n]$ を得ることができる．なお，特に言及しないかぎり，本書で扱うディジタル信号の値域は連続量と考える．

【例題 **3.1**】 つぎのディジタル信号を図示せよ．

1) $f_1[n] = u_s[-n-2]$
2) $f_2[n] = u[n+3] - u[n-3] + \delta[n]$

3) $f_3[n] = \sin\dfrac{\pi}{4}n$

【解】 $u_s[n]$ の定義に従って
$$f_1[n] = \begin{cases} 1 & -n-2 \geq 0 \\ 0 & -n-2 < 0 \end{cases}$$
より，$n \leq -2$ のとき 1，$n > -2$ のとき 0 となることがわかる．以下同様にして，**図 3.2** のような結果を図示することができる．　　　　　　　　　　　　　　◇

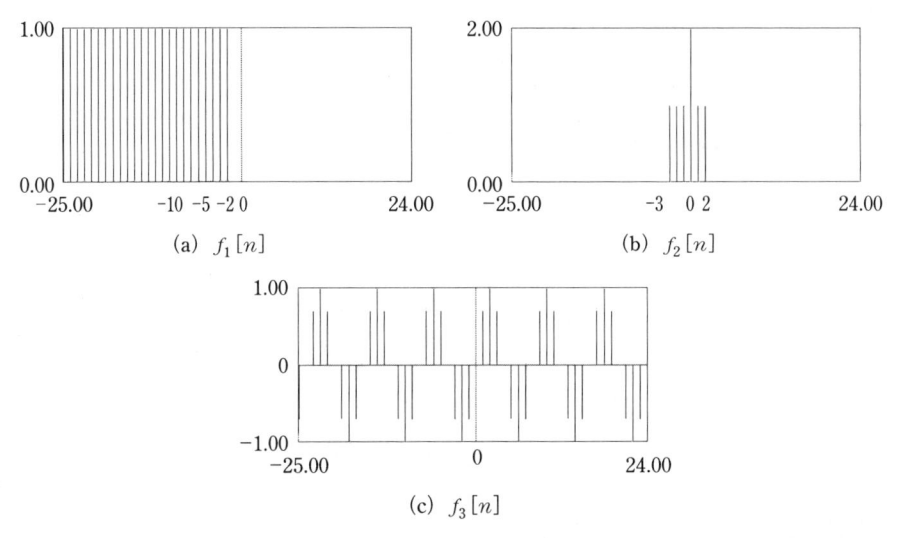

図 3.2 例題 3.1 のディジタル時間信号の概形図

〔2〕 空間信号モデル

空間信号とは，定義域が空間 (場所) で与えられる信号である．例えば，時間を固定した超音波の場所的な分布

$$f(t_0, x) = A\sin(\omega t_0 + kx)$$

は 1 次元アナログ空間信号である．また，特に意識しないでも，われわれは可視光領域での空間信号を知覚しているために，かえって抽象化することが困難であるが，**図 3.3** は，ディジタルカメラで撮影した 2 次元ディジタル空間信号 $f[m,n]$ であり，レンズを通して結像した輝度強度の連続分布パターン (3 次元空間の 2 次元平面上への写像) を x-y 平面 (結像面) 上のメッシュ交点 (mX_s, nY_s) に設置したセンサで受光して，座標点 (mX_s, nY_s) の明るさを与えたものである (m,n は整数)．

このほか，人体内部の組織分布などは 3 次元分布連続関数 $f(x,y,z)$ で表現できるが，コンピュータ内部のモデルは空間的な離散系列 $f[m,n,l] = f(mX_s, nY_s, lZ_s)$ で表現される 3 次元ディジタル空間信号である (以下同様に m,n,l は整数とする)．

つぎに，基本的な画像を表現する 2 次元ディジタル空間信号の例をあげておく (**図 3.4**)．

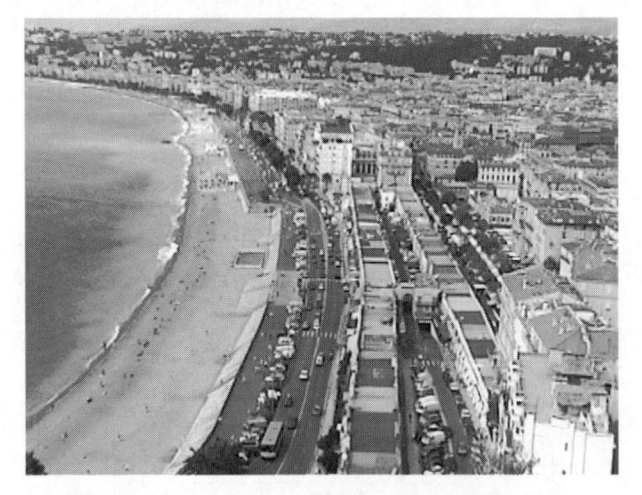

図 3.3 ディジタルカメラで撮影したニース海岸の写真

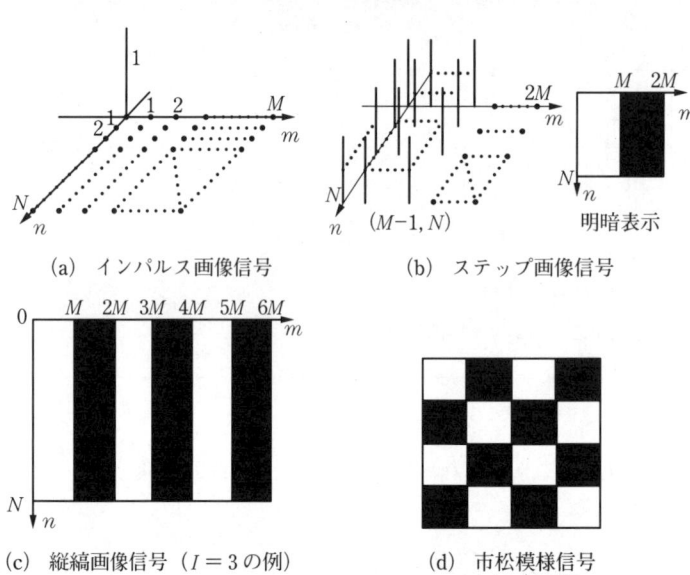

(a) インパルス画像信号
(b) ステップ画像信号
(c) 縦縞画像信号（$I=3$ の例）
(d) 市松模様信号（$I=2$ の例）

図 3.4 2次元空間ディジタル信号の例

1) 平面上の原点が明るいインパルス画像信号
$$\delta[m,n] = \begin{cases} 1 & m=0, n=0 \\ 0 & 0<m<M, 0<n<N \end{cases}$$

2) 半分が明るく残り，半分が暗いステップ画像信号
$$u_s[m,n] = \begin{cases} 1 & 0 \leq m < M \\ 0 & M \leq m < 2M \end{cases}$$

3) 縦縞画像信号（i は $1 \sim I$ の整数）
$$p_x[m,n] = \begin{cases} 1 & 2(i-1)M \leq m < (2i-1)M \\ 0 & (2i-1)M \leq m < 2iM \end{cases}$$

4) 市松模様信号 (i は $1 \sim I$ の整数)

$$p_c[m,n] = p_x[m,n]p_y[m,n]$$

ただし

$$p_y[m,n] = \begin{cases} 1 & 2(i-1)M \leq n < (2i-1)M \\ 0 & (2i-1)M \leq n < 2iM \end{cases}$$

ここで，図 3.4(c),(d) には画像信号の意味が明確になるようにアナログ的な明暗表示のみを示しているが，図 (b) に示したように 2 次元ディジタル空間信号の定義域は 2 次元平面上の離散化点 (mX_s, nY_s) の集合であり，この点の値の集まりでディジタル画像を構成することから，一般に，この離散化 2 次元座標点は画素またはピクセル (pixel) と呼ばれている。なお，本書では特に注意しないかぎり，空間信号モデルの定義域は距離方向 (x 成分)，方位方向 (y 成分)，垂直方向 (z 成分) と考える。

【例題 3.2】 現在ではカラーのディジタル写真を目にする機会が多くなっている。本節では白黒画像の表現を与えたが，カラーディジタルカメラで撮影した画像をモデル化するには，どのようにすればよいかを考えよ。

【解】 光のカラー情報は，撮像面上の画素 (m,n) においた赤 (red)，青 (blue)，緑 (green) の光の 3 原色を感知するセンサで計測されているから，赤色センサの出力信号を $f_R[m,n]$，青色センサのそれを $f_B[m,n]$，緑色センサのそれを $f_G[m,n]$ で表現すればよい。実際には，同じ座標点上には一つしかセンサは設置できないから，各センサを**図 3.5** のように設置して，仮想的な座標点 (m,n) 上の信号を補間計算によって生成している。 ◇

G	R	G	R	G	R	G
B	G	B	G	B	G	B
G	R	G	R	G	R	G
B	G	B	G	B	G	B
G	R	G	R	G	R	G
B	G	B	G	B	G	B
G	R	G	R	G	R	G

(a) ベイヤー方式

G	R	G	B	G	R	G
G	B	G	R	G	B	G
G	R	G	B	G	R	G
G	B	G	R	G	B	G
G	R	G	B	G	R	G
G	B	G	R	G	B	G
G	R	G	B	G	R	G

(b) G ストライプ RB 市松

図 3.5 カラーセンサの 2 次元配置例

3.2.3 信号の間接的表現

〔1〕 概 要

計測信号は時間関数や空間関数で表現するのが自然であるが，双対変換を利用して異なった空間で表現することも可能である。ここでは，ディジタル信号のための

離散フーリエ変換だけでなく，後の説明に必要となる，アナログ信号のためのフーリエ級数展開とフーリエ変換についても記述しておくので，まずその計算法と性質を把握しておいて欲しい．

〔2〕 **フーリエ級数による表現**

フーリエ級数 (Fourier series) は，1807 年にフーリエ (Fourier) が示した周期 T の関数 $f(t)$ の表現法で，次式で定義されている．

$$\alpha_n \equiv \frac{1}{T}\int_{-T/2}^{T/2} f(t)e^{-j(2\pi/T)tn}dt$$

$$f(t) \equiv \sum_{n=-\infty}^{\infty} \alpha_n e^{j(2\pi/T)tn}$$

つまり，連続領域で定義された最長周期 T の時間信号 $f(t)$ は，$2\pi/T$ ごとに離散化された領域 (角周波数) で定義した級数和で表現できることを意味している．

【例題 3.3】 次式の信号 $a_0(t)$ のフーリエ級数を求めよ．ただし，$T > T_0$，m は整数とする．

$$a_0(t) = \begin{cases} 1 & t \in [mT, mT+T_0] \\ 0 & t \in (mT+T_0, (m+1)T) \end{cases}$$

【解】 $a_0(t)$ は周期が T の関数であるからフーリエ級数の定義から

$$\alpha_n = \frac{1}{T}\int_0^{T_0} e^{-j(2\pi/T)nt}dt = \frac{1}{T}\frac{T}{-j2\pi n}(e^{-j(2\pi T_0 n/T)} - 1)$$

$$= \frac{T_0}{T}\frac{\sin(n\pi T_0/T)}{n\pi T_0/T}e^{j(n\pi T_0/T)}$$

が計算できることがわかる．なお，$T=1, T_0=0.1T$ とおいたときの結果を図 **3.6** に示す．
◇

(a) $a_0(t)$ ／ (b) $|\alpha_n|$

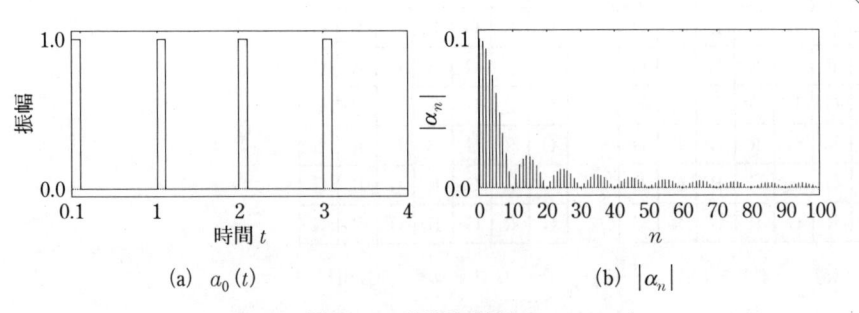

図 **3.6** 例題 3.3 の計算結果例 (プログラム 1)

---

〔3〕 **フーリエ変換による表現**

フーリエ変換 (Fourier transform) は，連続領域 t 上で定義されたアナログ有界信号 $f(t)$ の連続領域 ω 上への積分変換 $F(\omega)$ であり，次式に示すように順変換と逆変換が定義された双対変換である．

$$\text{フーリエ変換：} F(\omega) \equiv \int_{-\infty}^{\infty} f(t)e^{-j\omega t}dt \tag{3.1}$$

$$\text{逆フーリエ変換：} f(t) \equiv \frac{1}{2\pi}\int_{-\infty}^{\infty} F(\omega)e^{j\omega t}d\omega \tag{3.2}$$

【例題 3.4】 次式で定義する $w(t)$ と例題 3.3 で定義した信号 $a_0(t)$ を用いて

$$a_w(t) = a_0(t)w(t)$$

のフーリエ変換を求めよ．ただし

$$w(t) = \begin{cases} 1 & t \in [0, T] \\ 0 & \text{otherwise} \end{cases}$$

【解】 $a_w(t)$ は区間 $[0, T]$ で積分可能であるから，フーリエ変換の定義から

$$A_W(\omega) = \int_0^{T_0} e^{-j\omega t}dt = \frac{1}{-j\omega}(e^{-j\omega T_0} - 1) = T_0 \frac{\sin(\omega T_0/2)}{(\omega T_0/2)}e^{-j\omega T_0/2}$$

のように計算することができる．図 3.7 に $T_0 = 0.1T$ $(T = 1)$ の計算結果例を示す． ◇

(a) $a_w(t)$

(b) $|A_W(\omega)|$

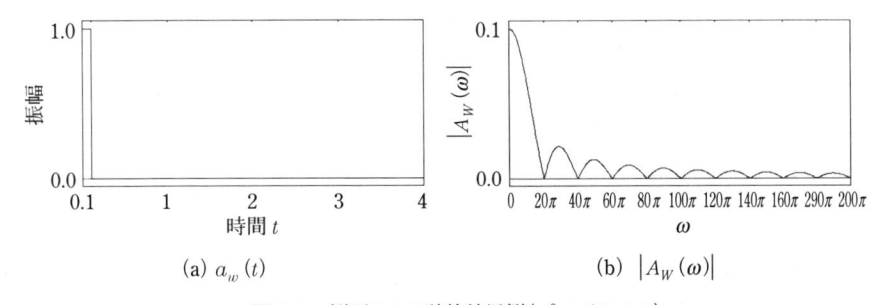

図 3.7 例題 3.4 の計算結果例(プログラム 2)

また，ディジタル信号列 $\{f[m]\}$ に対しても無限に長ければ ($|m| = 0, 1, \cdots, \infty$)，式 (3.1) と式 (3.2) のフーリエ変換が自然に拡張でき

$$\begin{aligned} F_{DT}(\omega) &= \int_{-\infty}^{\infty} f(t)\delta(t - mT_s)e^{-j\omega t}dt \\ &= \sum_{m=-\infty}^{\infty} f[m]e^{-j\omega mT_s} \end{aligned} \tag{3.3}$$

$$\begin{aligned} f[m] &= f(t)\delta(t - mT_s) \\ &= \frac{1}{2\pi}\int_{-\infty}^{\infty} F_{DT}(\omega)e^{j\omega mT_s}d\omega \end{aligned} \tag{3.4}$$

が定義できる．この $F_{DT}(\omega)$ は離散時間フーリエ変換 (discrete-time Fourier transform) と呼ばれ，離散時間領域 nT_s 上の信号 $f[n]$ と連続角周波数領域 ω 上の信号 $F_{DT}(\omega)$ 間の双対変換である．

【例題 3.5】 例題 3.4 で定義した信号 $a_w(t)$ の離散形

$$a_w[m] = a_w(mT_s)$$

の離散時間フーリエ変換を求めよ。ただし，$T = NT_s, T_0 = MT_s \ (0 < M < N)$ とする。

【解】 離散時間フーリエ変換の定義から

$$A_{W,DT}(\omega) = \sum_{m=0}^{M-1} e^{-j\omega mT_s} = \frac{1 - e^{-j\omega MT_s}}{1 - e^{-j\omega T_s}} = \frac{\sin(\omega MT_s/2)}{\sin(\omega T_s/2)} e^{j\omega(M-1)T_s/2}$$

なお，図 3.8 に $N = 100, M = 10, T_s = 0.01$ の計算結果例を示すが，標本値は T_s ごとに得ているから，$a_w[m]$ の角周波数は $\pi/T_s = 100\pi$ までしか含まれていない。 ◇

(a) $a_w[m]$ (b) $|A_{W,DT}(\omega)|$

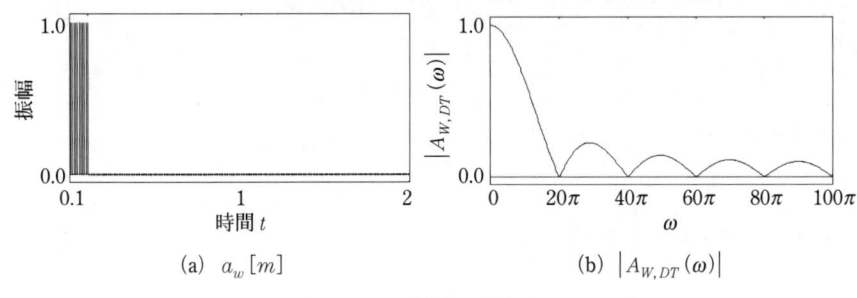

図 3.8 例題 3.5 の計算結果例(プログラム 3)

〔4〕 **離散フーリエ変換による表現**

最近では，時系列データや画像データが数値としてコンピュータに入力され，処理されることが多くなっている。このため，有限の長さ N をもったディジタル信号列 $\{f_N[n]\}$ に対するフーリエ変換，いわゆる離散フーリエ変換 (discrete Fourier transform，DFT) と逆離散フーリエ変換 (inverse DFT，IDFT) が利用される。

$$\text{DFT}: F_N[k] \equiv \sum_{n=0}^{N-1} f_N[n] e^{-j(2\pi/N)nk} \tag{3.5}$$

$$\text{IDFT}: f_N[n] \equiv \frac{1}{N} \sum_{k=0}^{N-1} F_N[k] e^{j(2\pi/N)nk} \tag{3.6}$$

ただし，$n = 0, 1, \cdots, N-1, \ k = 0, 1, \cdots, N-1$ である。ここで定義される離散時間領域 $t = nT_s$ 上の信号 $f_N[n]$ と，離散角周波数領域 $\omega = k2\pi/(NT_s)$ 上の信号 $F_N[k]$ との間の双対変換であるが，$f_N[n]$ と $F_N[k]$ の値域は離散化していないことに注意して欲しい。

【例題 3.6】 例題 3.5 で定義した離散信号 $a_w[m]$ から取り出した連続した N 個のデータ

$$a_w[n] = a_w(nT_s) \qquad n \in [0, N-1]$$

の離散フーリエ変換を求めよ．ただし，$T = NT_s, T_0 = MT_s\ (0 < M \leq N)$ とする．

【解】
$$A_{W,N}[k] = \sum_{n=0}^{M-1} e^{-j(2\pi/N)kn} = \frac{1 - e^{-j(2\pi M/N)k}}{1 - e^{-j(2\pi/N)k}}$$
$$= \frac{\sin(\pi Mk/N)}{\sin(\pi k/N)} e^{j(\pi(M-1)/N)k}$$

なお，図 3.9 に $N = 100, M = 10, T_s = 0.01$ の計算結果例を示す．また，実関数の場合の DFT は $k = N/2$ に対して対象となるので，表示は $k \leq N/2$ までとした．　　◇

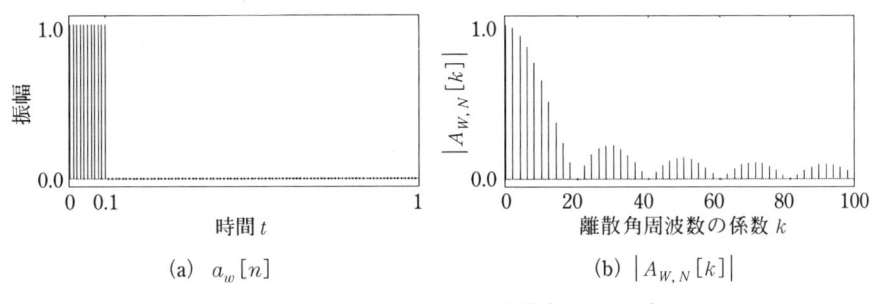

(a) $a_w[n]$　　　(b) $|A_{W,N}[k]|$

図 3.9　例題 3.6 の計算結果例（プログラム 4）

〔5〕 空間フーリエ変換による表現

場所 x の信号 $f(x)$ を考えると，アナログ時間信号と同じ形式で空間フーリエ級数展開や空間フーリエ変換 (space Fourier transform) が定義できる．また，$x = nX_s$ と場所を離散化して得られた無限長のディジタル信号列 $\{f[n]\}$ に対しても，空間フーリエ変換を自然に適用した離散空間フーリエ変換 (discrete-space Fourier transform) が定義できる．つまり，時間関数のときの定義式で変数 t の代わりに変数 x を用いればよいことになる．一般に空間は 3 次元であるから，変数 x をベクトル $\boldsymbol{x} = (x, y, z)$ で定義した表現式で，空間フーリエ変換対を示しておく．

$$\text{空間フーリエ変換：} F(\boldsymbol{k}) \equiv \int_{-\infty}^{\infty} f(\boldsymbol{x}) e^{-j\boldsymbol{k}\boldsymbol{x}} d\boldsymbol{x} \tag{3.7}$$

$$\text{逆空間フーリエ変換：} f(\boldsymbol{x}) \equiv \frac{1}{(2\pi)^3} \int_{-\infty}^{\infty} F(\boldsymbol{k}) e^{j\boldsymbol{k}\boldsymbol{x}} d\boldsymbol{k} \tag{3.8}$$

ここで，$\boldsymbol{k} = (k_x, k_y, k_z)$ は空間周波数ベクトルと呼ばれ，その次元は波数と同じ rad/m で与えられる．

また，離散空間信号 $f_{M,N,L}[m,n,l]$ の離散フーリエ変換は次式で定義される．

$$F_{M,N,L}[p,q,r]$$
$$\equiv \sum_{m=0}^{M-1} \sum_{n=0}^{N-1} \sum_{l=0}^{L-1} f_{M,N,L}[m,n,l] e^{-j(2\pi/M)mp} e^{-j(2\pi/N)nq} e^{-j(2\pi/L)lr}$$
$$\tag{3.9}$$

$$f_{M,N,L}[m,n,l]$$
$$\equiv \sum_{p=0}^{M-1}\sum_{q=0}^{N-1}\sum_{r=0}^{L-1} F_{M,N,L}[p,q,r]e^{j(2\pi/M)mp}e^{j(2\pi/N)nq}e^{j(2\pi/L)lr} \quad (3.10)$$

ただし，m と p は $[0, M-1]$，n と q は $[0, N-1]$，l と r は $[0, L-1]$，を満たす整数とし，(p, q, r) は離散空間周波数ベクトルとする。

【例題 3.7】 3.2.2 項で定義したつぎの 2 次元ディジタル空間信号の離散空間フーリエ変換を求めよ。
1) 平面上の原点が明るい画像：$\delta[m,n]$　　$m \in [0, M)$，$n \in [0, M)$
2) 右半平面が明るい画像：$u_s[m,n]$　　$m \in [0, 2M)$，$n \in [0, 2M)$

【解】
$$\Delta[p,q] = \sum_{m=0}^{M-1}\sum_{n=0}^{M-1}\delta[m,n]e^{-j(2\pi/M)mp}e^{-j(2\pi/M)nq} = 1$$

$$U_s[p,q] = \sum_{m=0}^{2M-1}\sum_{n=0}^{2M-1} u_s[m,n]e^{-j(2\pi/2M)mp}e^{-j(2\pi/2M)nq}$$

$$= \sum_{m=0}^{M-1} e^{-j(2\pi/2M)mp} \sum_{n=0}^{2M-1} e^{-j(2\pi/2M)nq}$$

$$= \frac{1 - e^{-j\pi p}}{1 - e^{-j(\pi/M)p}} \frac{1 - e^{-j2\pi q}}{1 - e^{-j(\pi/M)q}}$$

$$= \begin{cases} \dfrac{1 - e^{-j\pi p}}{1 - e^{-j(\pi/M)p}} & q = 0 \\ 0 & q \neq 0 \end{cases}$$

この結果は，x 方向のみに明暗の変化があり y 方向には変化がない図形は，空間周波数平面では，p 軸上 $(q = 0)$ にのみ値をもつことを示している。　　◇

3.3　システムの表現

3.3.1　線形時不変システム

作用素 $T_t(\ )$ を通して，入力 $x(t)$ を出力 $y(t)$ に写像することを次式で表現する。
$$y(t) = T_t(x(t))$$

写像には種々のクラスがあることは既知の知識であろう。例えば
1) 線形性
$$y_1(t) = T_t(x_1(t)),\ y_2(t) = T_t(x_2(t))$$
$$\longrightarrow T_t(ax_1(t) + bx_2(t)) = ay_1(t) + by_2(t)$$

ただし，a, b はスカラー定数である。

2) 時不変
$$y(t) = T_0(x(t))$$

などがある。一般に，あるクラスの入力に対する出力から，ほかのクラスの入力に対する出力を知ることはできないが，線形性をもったシステムではこの操作が可能である。ここで，上記の二つの性質をあわせもつ線形時不変 (linear time invariant, LTI) システムを数学的に表現してみよう。

まず，物理的には「時刻 t におけるシステムの出力 $y(t)$ は過去の入力 $x(t-\tau)$ ($\tau \geq 0$) にのみ依存する」と考えることは最も自然である。このことを「システムは因果律を満たしている」といい，因果律を満たしている線形システムは次式で与えられる。

$$y(t) = \int_{-\infty}^{\infty} h_t(\tau)x(t-\tau)d\tau$$
$$= \int_{0}^{\infty} h_t(\tau)x(t-\tau)d\tau + y(0)$$

ただし，$h_t(\tau)$ は $x(t-\tau)$ が $y(t)$ に与える影響の大きさ ($\tau \leq t$) である。

また，上記の表現ではシステム応答関数 $h_t(\tau)$ は時刻 t に依存するが，線形時不変システムでは，$h_t(\tau) = h_0(\tau) = h(\tau)$ とシステム応答関数が時間 t に無関係となり

$$y(t) = \int_{-\infty}^{\infty} h(t-\tau)x(\tau)d\tau \equiv h(t) \otimes x(t) \tag{3.11}$$

で与えられる LTI システムの畳込み (convolution) 表現を得ることができる。ただし，$h(t-\tau)$ は $x(\tau)$ が $y(t)$ に与える影響の大きさである。

3.3.2 畳込み

式 (3.11) の畳込み表現を**図 3.10**に示した。少し込み入ってくるが，$h(\tau)$ の時間軸を逆に，また座標原点を畳込みの開始時刻において，図の上段〔$x(t)$〕と中段〔$h(\tau)$〕の値をかけて積分した結果が出力で下段〔$y(t)$〕になると考えればよい。

また，畳込みは以下のような重要な性質をもっている。

1) 交換則　$x(t) \otimes y(t) = y(t) \otimes x(t)$
2) 結合則　$(x(t) \otimes y(t)) \otimes z(t) = x(t) \otimes (y(t) \otimes z(t))$

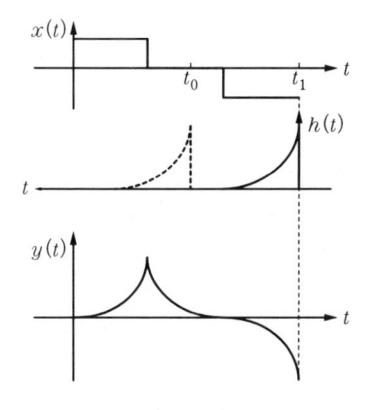

図 3.10 畳込みの図解

3) 分配則　　$x(t) \otimes (y(t) + z(t)) = x(t) \otimes y(t) + x(t) \otimes z(t)$

さらに，式 (3.11) の両辺をフーリエ変換すると

$$\begin{aligned} Y(\omega) &= \int_{-\infty}^{\infty} \int_{-\infty}^{\infty} h(t-\tau)x(\tau)d\tau e^{-j\omega t} dt \\ &= \int_{-\infty}^{\infty} \int_{-\infty}^{\infty} h(t-\tau)e^{-j\omega(t-\tau)} x(\tau) e^{-j\omega\tau} dt d\tau \\ &= H(\omega)X(\omega) \end{aligned} \tag{3.12}$$

が成立する．これは，複雑な積分演算を必要とする畳込み $x(t) \otimes y(t)$ が，おのおのフーリエ変換の代数積 $X(\omega)Y(\omega)$ で表現できることを示している．

なお，式 (3.11)において $x(t) = \delta(t)$ と選べば，式 (3.12)から $H(\omega) = Y(\omega)$ が成立する．これは，システム応答関数 $h(t)$ のフーリエ変換 $H(\omega)$ とインパルス入力に対するシステム出力のフーリエ変換 $Y(\omega)$ が等しいことを意味しているから，$h(t)$ をインパルス応答関数，$H(\omega)$ を周波数応答関数と呼んでいる．

3.3.3　離散 LTI システム

LTI の離散時間表現は，次式で表現することができる．

$$\begin{aligned} y[n] &= \sum_{m=0}^{\infty} h[n-m]x[n] \\ &= \sum_{m=0}^{\infty} h[m]x[n-m] \end{aligned}$$

ここで，観測開始以前の入力 $x[n]$ は 0 ($x[n]=0, n<0$)，またシステム応答関数 $h[n]$ は因果律を満たしている ($h[n]=0, n<0$) と仮定し，両辺の離散時間フーリエ変換をとると

$$\sum_{n=-\infty}^{\infty} y[n]e^{-j\omega n T_s} = \sum_{n=-\infty}^{\infty} \left(\sum_{m=0}^{\infty} h[m]x[n-m] \right) e^{-j\omega n T_s}$$

$$\begin{aligned} \sum_{n=0}^{\infty} y[n]e^{-j\omega n T_s} &= \sum_{n=0}^{\infty} \left(\sum_{m=0}^{\infty} h[m]x[n-m] \right) e^{-j\omega n T_s} \\ &= \sum_{m=0}^{\infty} h[m]e^{-j\omega m T_s} \sum_{n=0}^{\infty} x[n-m]e^{-j\omega(n-m)T_s} \end{aligned} \tag{3.13}$$

のように変形できるが，$z = e^{j\omega T_s}$ とおくと，式 (3.13)は

$$\sum_{n=0}^{\infty} y[n]z^{-n} = \sum_{m=0}^{\infty} h[m]z^{-m} \sum_{n=0}^{\infty} x[n-m]z^{-(n-m)}$$
$$Y(z) = H(z)X(z) \tag{3.14}$$

と，式 (3.12)の離散形表現が得られる．なお

$$Y(z) = \sum_{n=0}^{\infty} y[n]z^{-n}$$

は z 変換 (z transform) と呼ばれ，離散時間フィルタを始め，離散時間システムの表現に必須の変換であるが，ここでは，z 変換の応用例として，以後の章に記述するフィルタについて概説する．

フーリエ変換を中心とした周波数領域での表現は，「観測した信号がどのような周期 (周波数) 信号から構成されているか」を調べるときに有用であることを説明した．これに対してフィルタは，「観測信号から興味ある周波数成分だけを抽出するにはどのようにすればいいのだろうか」，という疑問を解決するツールである．最も簡単なフィルタに，入力時系列 $\{x[n]\}$ に対する平均演算を利用するタイプがある．

$$y[n] = \frac{1}{M} \sum_{m=0}^{M-1} x[n-m]$$
$$= \sum_{m=0}^{\infty} w[m]x[n-m]$$

ただし

$$w[m] = \begin{cases} \dfrac{1}{M} & m \in [0, M-1] \\ 0 & \text{otherwise} \end{cases}$$

これは現在から過去 $M-1$ 時刻前までの時系列の値を平均化することから移動平均フィルタと呼ばれる代表的なローパスフィルタである．読者は，平均化という演算操作が突出した値をなくす効果をもっていることは直観的に理解できるだろう．また，急激な変化は短い周期現象 (高い周波数信号が生み出す現象) であり，滑らかな変化は長い周期現象 (低い周波数信号が生み出す現象) であることから，平均化演算は高い周波数成分を抑えて，低い周波数成分を残すローパスフィルタとして動作することになる．

また，ハイパスフィルタの例としては，差分フィルタや移動平均残差フィルタが初学者の理解を助けるには便利であろう．

差分フィルタ：$y[n] = x[n] - x[n-1]$

移動平均残差フィルタ：$y[n] = x[n] - \dfrac{1}{M} \sum_{m=0}^{M-1} x[n-m]$

差分フィルタは，二つの時系列値の差を出力するため，たがいの相違を強調する効果をもつことになり，突出した現象の抽出には最適であるし，移動平均残差フィルタは原信号とローパスフィルタ出力の差演算であることから，逆に高い周波数成分が抽出できることが理解できよう．

本項で記述したフィルタの z 変換表現は，それぞれ

$$Y(z) = W(z)X(z) = H_{MA}(z)X(z)$$
$$Y(z) = (1 - z^{-1})X(z) = H_D(z)X(z)$$
$$Y(z) = (1 - W(z))X(z) = H_{IMA}(z)X(z)$$

と z 領域上での代数演算に帰着されることがわかり，離散領域での畳込み表現を得ることができる．一般に，このシステム伝達関数 $H(z)$ の形を変えることによりさまざまな特性をもったフィルタを設計することが可能になるが，実際に利用するには，演算の安定性や収束性も考慮する必要がある．

図 **3.11** は，時間経過とともに周波数が増大するチャープ信号 $x[n]$ を入力とし，移動平均操作の対象とするデータ数 M を変化させたフィルタ出力 $y[n]$ の時間的変化を調べたコンピュータシミュレーション結果である．図 (a) は入力時系列 $\{x[n]\}$，図 (b) は $m=10$ とした移動平均フィルタ出力，図 (c) は $m=80$ の場合の移動平均フィルタ出力，図 (d) は単純な差分フィルタ出力を示している．この結果から，移動平均フィルタは，時間経過とともに周波数が高くなるチャープ信号の出力振幅が小さくなるローパスフィルタ，また差分フィルタは，時間経過とともに出力振幅が入力信号振幅に近づくハイパスフィルタとして動作していることがわかる．しかし，移動平均フィルタのシステム応答関数 $w[m]$ は方形パルス状にデータを抽出しているため，例題 3.5 で調べたように $w[m]$ のフーリエ変換が高周波数帯域まで振動する成分をもち，完全には 0 とはならないので，高周波数成分を完全に除去することは不可能である．

このように，移動平均フィルタは，急峻な遮断特性を実現することや遮断領域の周波数に対する応答を完全に抑圧することが困難であることから，代表的なアナログローパスフィルタであるバターワース (Butterworth) フィルタやチェビシェフ (Chebyshev) フィルタのシステム伝達関数をディジタル化して利用する手法などがあるが，本書の内容を理解するには，フィルタの意味を直観的に理解するだけで十分であると考え，これ以上の記述は他書に譲る[16]．

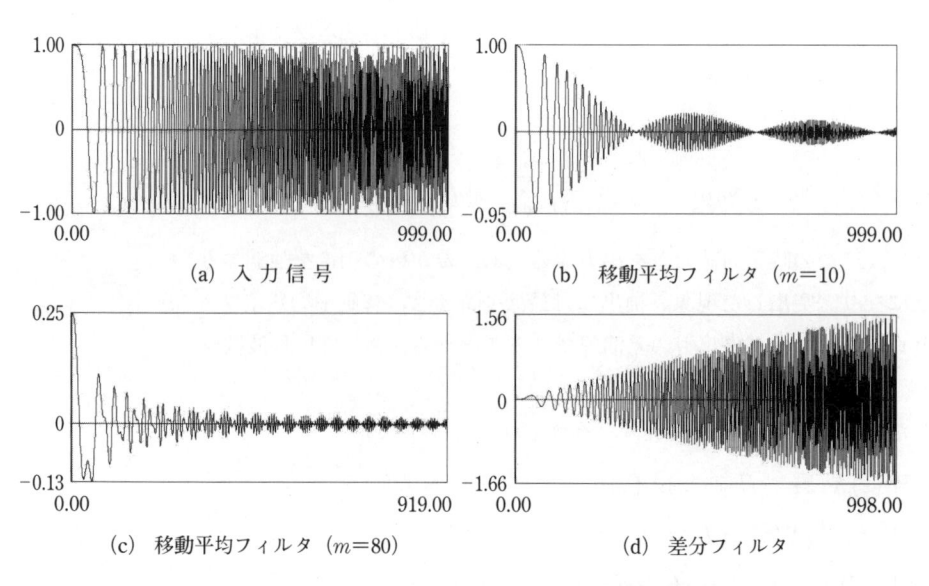

(a) 入力信号

(b) 移動平均フィルタ ($m=10$)

(c) 移動平均フィルタ ($m=80$)

(d) 差分フィルタ

図 **3.11** フィルタへの入力信号と出力信号の例

3.3.4 画像計測システムのモデル*

「波動映像計測とは,情報を獲得するプロセスが原信号空間から観測空間への写像で表現され,情報の抽出のためのプロセスが逆問題として定式化された双対変換である」と要約することができる。この双対変換はつねに定義できるわけではないが,線形写像にかぎるとかなり容易になってくる。例えば,3次元空間に分布する情報 $f(x,y,z)$ を計測することを考えよう。まず,座標原点 $(0,0,0)$ から z 軸の正方向のみに波動 $h(t)$ を送波してその反射波を座標原点で受波する反射式計測の場合,計測した信号は

$$g_{0,0,0}(t) = \int h\left(t - \frac{z}{C}\right) f(0,0,z) dz$$

の畳込みで表現できることがわかる。また,受波配置を点 $(0,0,Z)$ として透過波を受波する透過式計測の場合も同様にして,受波信号は

$$g_{0,0,z}(t) = \int h\left(t - \frac{z}{C}\right) f(0,0,z) dz$$

の畳込み表現となる。つまり,形式的には

$$G(\omega) = H(k_z)F(k_z)$$

という表現が得られるから,代数的扱いが可能になり,以下のような議論が容易になるのである (厳密な表現式は次章のエコーロケーションにおいて与える)。

1) 順プロセス

$$G = HF$$

ただし,F は原信号,G は観測信号,H は計測オペレータである。

2) 逆プロセス

$$\hat{F} = KG = KHF$$

ただし,K は推定オペレータ,$\hat{F}$ は推定信号である。

ここで逆問題の定式化とは,K を見出すことであるが,これはいつでも可能な演算ではないところが問題であり,計測の一般論は,近似のよさを評価するためにノルム空間を導入する必要がある (**図 3.12**)。

実際,波動映像計測系は

(1) 波動　　多くの波動信号が正弦波信号の線形結合で表現可能
(2) 線形システム　　正弦波入力に対する線形時不変システムの応答は,振幅と位相のみ変化し,周波数は不変

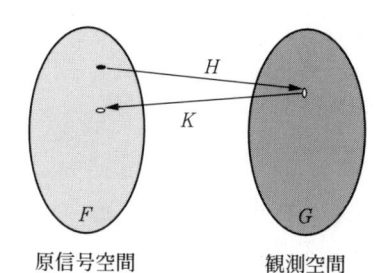

図 3.12 順プロセスと逆プロセス

という二つの性質が仮定できる空間で構成できることから，計測システムの体系化が容易になり，一般的な議論が展開しやすいと考える．ただ，レーダ，X線，磁気共鳴，電波望遠鏡，ソナーなど波動計測の範囲は広いが，伝搬速度の相違や送信，受信などの技術上の問題などがあり，統一化は難しい．本書では，超音波画像計測に話題を絞っているが，できるだけセンシング技術の体系化に努力する方向で記述している．

3.4 周波数分析

3.4.1 概　　　要

「ものごと」を観測するという行為は，「ものごと」がどのような現象によって生じたのか，また，どのような情報を含んでいるのかを究明しようという目的を達成するための第一歩である．例えば，ある現象を観測して時間的に変化する信号を手に入れたと仮定する．この場合，定義域 t は時間と解釈するのが自然であるが，この信号の繰返し周期や周波数(周期の逆数)を知るために周波数分析を行う．これは

1) 線形システムは，入力の周波数を遷移することなく，その位相や振幅のみが変化した出力を生じる

2) 多くの信号が正弦波信号や余弦波信号の線形結合で表現または近似可能である

という事実から来ている．つまり，「ものごと」をあるシステムと考えた場合，その出力である信号を観測して周波数分析することにより，「ものごと」への入力がどのようなものかを推測したり，信号を構成する周波数成分を把握することによって「ものごと」の繰返し状況の複雑さを把握することが可能になる．

3.4.2 パワースペクトル

まず，$\delta(\omega - \omega_0)$ の逆フーリエ変換を計算すると

$$\frac{1}{2\pi}\int_{-\infty}^{\infty}\delta(\omega-\omega_0)e^{j\omega t}d\omega = \frac{1}{2\pi}e^{j\omega_0 t} \tag{3.15}$$

であるから，逆に角周波数 ω_0 の周期関数 $(1/2\pi)e^{j\omega_0 t}$ のフーリエ変換が $\delta(\omega - \omega_0)$ であることがわかる(双対変換は一対一対応)．よって，フーリエ変換の定義域 ω 軸上には，もとの周期関数に含まれる角周波数が明示されることになり，フーリエ変換の計算結果は周波数分析そのものであることがわかる．

一般に，アナログ信号 $f(t)$ のフーリエ変換 $F(\omega)$ は複素数であるから，その大きさは絶対値で表さなければならないが，通常，絶対値の2乗で表現することが多い．これをパワースペクトルといい，次式で定義されている．

$$S(\omega) \equiv F(\omega)F^*(\omega)$$

また，計測においては有限個のディジタル信号 $f[n]$ が分析の対象となるから，離散フーリエ変換 $F_N[k]$ を利用した次式の有限時系列のパワースペクトル $S_N[k]$ を用

いている。
$$S_N[k] = |F_N[k]|^2 = F_N[k]F_N^*[k]$$

ここで，有限時系列のパワースペクトル $S_N[k]$ がもとのアナログ信号のパワースペクトル $S(\omega)$ の標本値と等価である。つまり A を定数とすると
$$S_N[k] = AS\left(\frac{2\pi}{N}k\right)$$
が成立するには以下の二つの仮定を満たしている必要がある。

第1の仮定は，信号持続時間の有限性〔$t < 0, t \geq NT_s$ では $f(t) = 0$〕である。この場合，式 (3.3) と式 (3.5) から $F_{DT}((2\pi/(NT_s))k) = F_N[k]$ となり，$S_N[k] = S((2\pi/(NT_s))k)$ が成立することがわかる。

なお，パワースペクトル $S_N[k]$ は
$$\begin{aligned}
S_N[k] &= F_N[k]F_N^*[k] \\
&= \sum_{n=0}^{N-1} f[n]e^{-j(2\pi/N)nk} \sum_{m=0}^{N-1} f[m]^* e^{j(2\pi/N)mk} \\
&= \sum_{n=0}^{N-1}\sum_{m=0}^{N-1} f[n]f[m]^* e^{-j(2\pi/N)(n-m)k} \\
&= \sum_{u=-(N-1)}^{N-1} \sum_{n=0}^{N-1} f[n]f^*[n-u] e^{-j(2\pi/N)uk} \\
&= \sum_{u=-(N-1)}^{N-1} \hat{r}_f[u] e^{-j(2\pi/N)uk} \tag{3.16}
\end{aligned}$$

と変形できるから，有限個 (長さ N) の時系列 $\{f[n]\}$ の自己相関関数 $\hat{r}_f[u]$ の離散フーリエ変換からも計算できる。ここで，$\hat{r}_f[u]$ は $S_N[k]$ の逆離散フーリエ変換
$$\hat{r}_f[u] = \frac{1}{2N-1} \sum_{k=-\infty}^{\infty} S_N[k] e^{-j(2\pi/N)uk}$$
であるから，この式に $u = 0$ を代入すれば
$$\hat{r}_f[0] = \frac{1}{2N-1} \sum_{k=-N+1}^{N-1} S_N[k] \quad \text{(Parseval の公式)}$$
$$\sum_{n=0}^{N-1} f[n]f^*[n] = \frac{1}{2N-1} \sum_{k=-N+1}^{N-1} S_N[k] \tag{3.17}$$

が成立する。なお，式 (3.17) は「信号 $x[n]$ の全パワーは角周波数 $(2\pi/N)k$ に対するパワー $S_N[k]$ の総和に等しいこと」を意味している。

じつは，式 (3.16) のアナログ信号 $f(t)$ に対する拡張形
$$S(\omega) = \sum_{u=-\infty}^{\infty} r_f[u] e^{-j\omega u T_s}$$

は相対論を創始したアインシュタイン (Einstein) が最初に提示しているが[18]，後年になって発表したウィーナー (Wiener) やヒンチン (Khinchin) の名前を冠して

ウィーナー-ヒンチンの公式と呼ばれている。

第2の仮定が，$f(t)$ から $f[n]$ を生成するときの標本化周期 T_s が次項に記述したナイキスト条件を満たしていることである (3.4.3 項参照)。実際，標本化定理から
$$F(\omega) = \frac{1}{T_s} F_{DT}(\omega)$$
が成立することは自明である。

3.4.3　離散時間信号の生成

通常，計測対象から生み出される信号は時間的に連続なアナログ信号と考えてよい。このようなアナログ信号をコンピュータ処理の対象とするには，3.2.2 項に記述したように信号の定義域を連続領域 t から離散領域 n に変換する必要がある。

同様に，空間信号もコンピュータ処理の対象とするには，連続空間座標 (x, y, z) を離散空間座標 (m, n, l) に変換しなければならない。

このような定義域の離散化を標本化 (sampling，サンプリング) という。なお，標本化の間隔 T_s や X_s などを標本化周期 (サンプリング周期)，標本化時間周期の逆数 $f_s = 1/T_s$ を標本化周波数 (sampling frequency，サンプリング周波数)，標本化空間周期の逆数 $k_x = 1/X_s$ を空間標本化周波数と呼んでいる。このとき，どのような方法で標本化すればもとのアナログ信号の性質を保持したディジタル信号が得られるのであろうか。例えば，通常は目を閉じているが，同じ時間間隔である瞬間だけ目を開けて時計の振り子を観察する場合，振り子が往復する間に2回以上目を開けて観察 (標本化) すると，往復運動していることが認知できることは容易に理解できよう。この事実を一般のアナログ信号の標本化に適用できることを示した定理が，以下に記述したシャノン (Shannon) の標本化定理であり，多くの信号が正弦波信号や余弦波信号の線形結合で表現または近似可能であることから，アナログ信号の周波数成分を損なうことなくディジタル信号に変換するための条件を数学的に表現したものである。

【標本化定理】

アナログ信号 $f(t)$ に含まれる最高周波数を ω_m とすると，$f(t)$ は $T_S \leq \pi/\omega_m$ ($\omega_S \geq 2\omega_m$) で連続領域 t を標本化した時系列 $f[n]$ から完全に記述できる。

【証明】　$f(t)$ のフーリエ変換を $F(\omega)$，$F(\omega)$ のフーリエ級数展開を β_n とすると，これらの間には
$$f(t) = \frac{1}{2\pi} \int_{-\omega_m}^{\omega_m} F(\omega) e^{j\omega t} d\omega \tag{3.18}$$
$$\beta_n = \frac{1}{2\omega_m} \int_{-\omega_m}^{\omega_m} F(\omega) e^{-j2\pi(\omega n/2\omega_m)} d\omega \tag{3.19}$$

$$F(\omega) = \sum_{n=-\infty}^{\infty} \beta_n e^{j2\pi(\omega n/2\omega_m)} \tag{3.20}$$

となる関係が成立し，式 (3.18) と式 (3.19) から

$$\beta_{-n} = \frac{2\pi}{2\omega_m} f\left(n\frac{\pi}{\omega_m}\right) \tag{3.21}$$

また，式 (3.18) と式 (3.20) から

$$f(t) = \frac{1}{2\pi}\int_{-\omega_m}^{\omega_m}\left(\sum_{n=-\infty}^{\infty}\beta_{-n}e^{-j(\pi/\omega_m)n\omega}\right)e^{j\omega t}d\omega \tag{3.22}$$

が与えられる。ここで，$T_N = \pi/\omega_m$ とおいて，式 (3.22) に式 (3.21) を代入すると

$$\begin{aligned}
f(t) &= \frac{1}{2\pi}\int_{-\omega_m}^{\omega_m}\sum_{n=-\infty}^{\infty}\frac{2\pi}{2\omega_m}f(nT_N)e^{-jnT_N\omega}e^{j\omega t}d\omega \\
&= \sum_{n=-\infty}^{\infty} f(nT_N)\frac{1}{2\omega_m}\int_{-\omega_m}^{\omega_m}e^{j(t-nT_N)\omega}d\omega \\
&= \sum_{n=-\infty}^{\infty} f(nT_N)\frac{1}{\omega_m(t-nT_N)}\frac{e^{j(t-nT_N)\omega_m}-e^{-j(t-nT_N)\omega_m}}{2j} \\
&= \sum_{n=-\infty}^{\infty} f[n]\frac{\sin\omega_m(t-nT_N)}{\omega_m(t-nT_N)} \tag{3.23}
\end{aligned}$$

つまり，図 3.13 のように，もとのアナログ信号 $f(t)$ は標本化時系列 $f[n]$ のみで完全に記述できることがわかる。　　◇

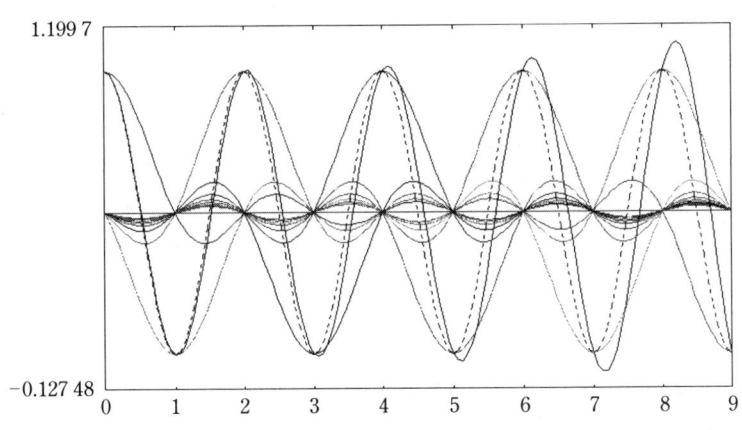

$f(t) = \cos 2\pi t$(破線)を $f[n] = f(nT_N)$，$(n=0, \cdots, 20)$ で再現した結果(実線)の一部 $(0<t<9T_N)$ (n を無限大にまで増加すると，完全に一致する)

図 3.13 信号復元の様子(プログラム5)

なお，$\omega_N = 2\pi/T_N$ をナイキスト周波数という。

ここでは，時間信号をベースにして説明したが，空間信号の場合も同様であり，1次元の場合にはそのまま適用できるし，2次元また3次元の場合でもおのおのの方向成分に対して上記の標本化定理を満たしていれば，アナログ空間信号を正しくディジタル化することができる。

3.4.4 周波数折返し現象

前項で説明した標本化定理を満たさない周波数，つまり，アナログ信号 $f(t)$ の最高周波数 ω_m の2倍以下の周波数 $\omega_s = 2\pi/T_s$ で標本化した場合には，どのようなことが起こるのか調べてみよう。

$$\omega_s = 2\omega_m - 2\Delta\omega$$
$$f(t) = e^{j\omega_m t} = e^{j(\omega_s/2 + \Delta\omega)t}$$
$$\begin{aligned}f(nT_s) &= e^{j(\omega_s/2+\Delta\omega)nT_s} \\ &= e^{j(n\pi + \Delta\omega nT_s)} \\ &= e^{j(2n\pi - n\omega_s T_s/2 + \Delta\omega nT_s)} \\ &= e^{-j(\omega_s/2 - \Delta\omega)nT_s} \\ &= e^{-j\omega_a nT_s} \\ &= f_a[n]\end{aligned}$$

これは，最高周波数 ω_m のアナログ信号 $f(t)$ を $\omega_N = 2\omega_m$ より低い周波数 ω_s で標本化して得たディジタル信号 $f[n]$ は，その周波数 ω_m が $\omega_s/2 + \Delta\omega$ であるにもかかわらず，$\omega_a = \omega_s/2 - \Delta\omega$ となる周波数をもったアナログ信号 $f_a(t)$ を同じ標本化周波数 ω_s で標本化したディジタル信号 $f_a[n]$ と区別することができないことを示している (**図 3.14**)。

この誤った周波数 ω_a は，$\omega_s/2$ を対称軸として，折り返した位置に表示されることから，この現象を周波数折返し現象 (aliasing)，誤って表示された周波数 ω_a を折返し周波数 (aliasing frequency) と呼んでいる。

なお，ここでは時間信号についてのみ記述したが，空間信号に対しても同様の議論が適用でき，空間周波数折返し現象の結果，縞模様などのアーチファクトが生じることに注意して欲しい。

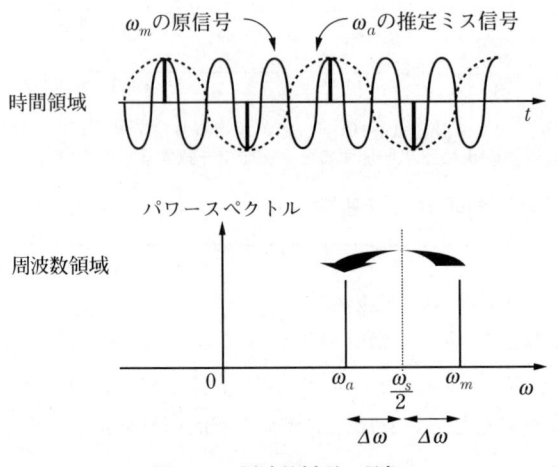

図 3.14 周波数折返し現象

【例題 3.8】 アナログ時間信号 $f_m(t) = \cos(2\pi(m/4)f_c t)$ を $f_s = 2f_c$ で標本化して得られる離散化信号 $f[n]$ はどのような性質をもつか。ただし，m は $0 \sim 9$ の整数とする。

【解】
$$f_m[n] = f_m(nT_s) = \cos\left(2\pi \frac{m}{4} f_c n \frac{T_c}{2}\right) = \cos \frac{mn\pi}{4}$$

よって

(1) $m = 0$ のとき，$f_0[n] = \cos 0 = 1$

(2) $m = 1$ のとき，$f_1[n] = \cos \dfrac{n\pi}{4}$

(3) $m = 2$ のとき，$f_2[n] = \cos \dfrac{n\pi}{2}$

(4) $m = 3$ のとき，$f_3[n] = \cos \dfrac{3n\pi}{4}$

(5) $m = 4$ のとき，$f_4[n] = \cos n\pi$

(6) $m = 5$ のとき，$f_5[n] = \cos \dfrac{5n\pi}{4} = \cos \dfrac{(8-3)n\pi}{4} = \cos \dfrac{3n\pi}{4}$

(7) $m = 6$ のとき，$f_6[n] = \cos \dfrac{6n\pi}{4} = \cos \dfrac{(8-2)n\pi}{4} = \cos \dfrac{n\pi}{2}$

(8) $m = 7$ のとき，$f_7[n] = \cos \dfrac{7n\pi}{4} = \cos \dfrac{n\pi}{4}$

(9) $m = 8$ のとき，$f_8[n] = \cos \dfrac{8n\pi}{4} = 1$

(10) $m = 9$ のとき，$f_9[n] = \cos \dfrac{9n\pi}{4} = \cos \dfrac{n\pi}{4}$

つまり，与えられたアナログ信号 $f_m(t)$ の最高周波数は $(m/4)f_c$ であるから，$m = 0 \sim 4$ の場合はナイキスト条件を満たすので正しく時間離散化できるが，$m = 5 \sim 9$ の場合は満たさないので正しく離散化できず，折返し周波数が現れることになる。なお，このことを確かめた結果を図 **3.15** に示す。　　　　　　　　　　　　　　　　◇

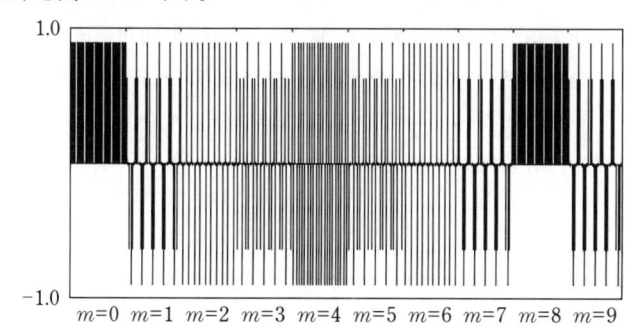

図 3.15　例題 3.8 の結果(プログラム 6)

3.4.5　ランダム過程*

計測された信号は，観測している現象から生成された一つの実現値であり，この偶然生成された実現値を用いて，もとのプロセスの数学的性質を記述したり，超音波計測技術の一般的性質を体系化するのは，かなり危険であるといわざるをえない。

このため，ディジタル信号処理技術を正しく利用するうえで，ランダム時系列の理論が不可欠になってくるが，ここでは，最小限の事項のみを紹介しておくので，詳細な説明は文献 19) で学習して欲しい。

ランダム時系列とは，ある一定の統計的法則に従って母集団から生み出されたデータ系列であり，この統計的法則は，時間 t_n と事象 α_n の n 次元関数 $p_n(t_1, t_2, \cdots, t_n : \alpha_1, \alpha_2, \cdots, \alpha_n)$ によって記述され，この関数を同時確率密度関数と呼んでいる。

また，この確率密度関数が時間的には変化しない，つまり

$$p_n(t_1, t_2, \cdots, t_n : \alpha_1, \alpha_2, \cdots, \alpha_n)$$
$$= p_n(t_1 + \tau, t_2 + \tau, \cdots, t_n + \tau : \alpha_1, \alpha_2, \cdots, \alpha_n)$$

を満たすとき，このプロセスを定常ランダム過程と呼ぶ。なお，このプロセスが生成する実現値は確定しないから，平均値などの期待値によってその性質を記述することになる。例えば

$$\text{平均値：} \mu_x = E[x(t)] \tag{3.24}$$
$$= \int_{-\infty}^{\infty} \alpha p_1(t; \alpha) d\alpha$$

$$\text{自己相関関数：} r_{xx}(\tau) = E[x(t_1)x(t_2)] \tag{3.25}$$
$$= \int_{-\infty}^{\infty} \int_{-\infty}^{\infty} \alpha_1 \alpha_2 p(t_1, t_2; \alpha_1, \alpha_2) d\alpha_1 d\alpha_2$$

$$\text{相互相関関数：} r_{xy}(\tau) = E[x(t_1)y(t_2)] \tag{3.26}$$
$$= \int_{-\infty}^{\infty} \int_{-\infty}^{\infty} \alpha_1 \alpha_2 p(t_1, t_2; \alpha_1, \alpha_2) d\alpha_1 d\alpha_2$$

などの統計量が定義されている。ただし，$\mu_x = 0, \mu_y = 0, \tau = t_1 - t_2$ である。

このように期待値は，同じ同時確率密度関数をもった無限個の母集団から同時刻に生成された実現値を対象に積分する必要があるが，計測は一つの母集団が生成する実現値を入手することであるので，式 (3.24) や式 (3.25) また式 (3.26) に含まれる期待値演算は不可能である。そこで，百歩譲って時間的には十分長く計測できるとすると，データ系列の時間平均は計算可能であるから

$$\lim_{T \to \infty} \frac{1}{2T} \int_{-T}^{T} f(t) dt = \mu_f \tag{3.27}$$

のように，時間平均と集合平均が等しいこと (エルゴード性) が仮定できるプロセスは非常に有用となり，特に，式 (3.27) を満たすプロセスを平均の意味でエルゴード的 (ergodic) であるという。

さらに，3.4.2 項で定義した $\hat{r}_f[u]$ や $S(\omega)$ は

$$r_f[u] = E[f[n]f^*[n+u]]$$
$$S(\omega) \equiv \sum_{u=-\infty}^{\infty} r_f[u] e^{-j\omega u T_s}$$

とランダム過程の統計量 $r_f[u]$ として厳密に定義することができることもわかる。

なお，この定義は 3.4.2 項で導入した $S_N[k]$ に統計的な意味を付加するものであり，$f[n]$ が 3.4.2 項に記述した 2 条件を満たせば，$S_N[k]$ は $S(\omega)$ の標本値であることを統計的に保証するものである[20]。

演　習　問　題

【1】 **信号モデルについて**　つぎの信号 $x[n]$ の波形を描け (ただし，$T_s = 1$ s とせよ)。

1) $x[n] = x(nT_s) = \cos \dfrac{\pi n T_s}{9}$

2) $x[n] = x(nT_s) = \sin \dfrac{\pi n T_s}{8} \cdot u[n-2]$

【2】 **離散時間フーリエ変換について**　つぎの信号 $x[n]$ の離散時間フーリエ変換 $X_{DT}(\omega)$ を計算せよ (ただし，$T_s = 1$ s とせよ)。

1) $x[n] = \sin\left(\dfrac{\pi n T_s}{2} - \dfrac{\pi}{4}\right)$

2) $x[0] = 0, x[1] = 1, x[2] = 2, x[3] = 3$ (他の n に対しては $x[n] = 0$)

【3】 **離散フーリエ変換について**　N 個の離散信号 $x[n]$ の離散フーリエ変換 (DFT) を $X[k]$ とするとき，つぎの離散信号の DFT を求めよ。

1) $10x[n]$

2) $x[n+5]$

3) $x[n-1] + 3x[n+1]$

4) $x[n]x[n+3]$

【4】 **畳込みについて**　次式のシステム伝達関数を求めよ。

1) $y[n] = 0.9y[n-1] + 0.1x[n]$

2) $y[n] = 0.125 \displaystyle\sum_{m=0}^{7} x[n-m]$

【5】 **信号の標本化と離散化について**　6 MHz の周波数帯域をもったアナログ信号をディジタル化して伝送したい。このとき，アナログ信号の正から負までの全振幅は 128 レベルで量子化すればよいという。必要な 2 値パルス伝送路の最小伝送レート (単位 [bps]) を求めよ。

4 エコーロケーション

本章では，パルス超音波ビームによる走査式2次元(断層)映像場の概要，パルスエコー法やビームフォーミング手法などのエコーロケーション技術の理論的解説を展開する。

4.1 はじめに

エコーロケーションは，距離同定技術(パルス圧縮)と方位同定技術(アジマス圧縮)からなるアクティブな反射式空間位置計測法であり，水中分野でのアクティブソナーや魚群探知器，医用分野でのBモードエコー断層装置[21]などが代表的な応用例として知られている。

特に，Bモードエコー断層装置は，パルス送波による距離同定とフォーカスビームによる方位同定を組み合わせて，体内の臓器形態情報〔2次元平面内の反射係数分布 $f(x,y)$〕を非侵襲的に断層画像として可視化する装置であり，医用超音波の代表的な装置となっている。従来は，検波回路，増幅回路，時間遅延回路などのアナログ信号処理技術を中心に構成されていたが，最近ではコンピュータの普及によってディジタル信号処理技術が積極的に導入されていることから，直観的な説明ではなく，波動応用の映像化技術としての一般化を強く意識して，抽象的な数学的記述によって解説した。実際に利用されていないチャープ波による信号処理の記述など，初学者には，学習の範囲を超えた内容を含み，医用超音波で最も普及しているBモード法技術が複雑であるかのような印象を与えるのではないかと危惧している。しかし，生体と超音波の相互作用に起因するBモード法の限界ではなく，原理的に内在する問題点を明らかにするには，パルスエコー断層法に関する基礎的なディジタル信号処理技術を数学的な立場から記述することが不可欠であると考える。なお，可能なかぎり，式の変形過程を挿入し，また，重要な意味をもつ式は，例題において，具体的また物理的な意味を記述して，初学者の理解を助けるよう配慮している。

4.2 走査式映像場とプローブ

4.2.1 概　　　要

超音波は，1枚の振動子からなる単板振動子，または多数の微小振動素子を並べたアレイ振動子を内蔵したデバイスから送波したり受波するが，これを超音波プローブ (以下プローブと略記する) と呼んでいる．

また，超音波ビームの送受波方向の制御 (走査) 方式には，ビーム超音波を発生することが可能な単板振動子を機械的な回転機構に取り付けて物理的にビームの送受方向を制御する機械方式と，アレイ振動子の各素子の励起タイミングを制御して送受方向を制御する電子方式とがあるが，具体的なビーム形成法や走査法に関しては 4.4 節で説明する．なお，アレイ振動子は，4.4.4 項において記述するように，時間遅延制御というよりは位相遅延制御という立場を強調してフェーズドアレイ (phased array) と呼ばれることが多い．

なお，プローブは，走査機構の違いによって機械式プローブと電子式プローブという分類がされたり，生成する映像場の走査方式の種類でリニア形プローブやセクタ形プローブという呼び方がされているが，本節では，設置場所の違いから大別して解説する．

4.2.2 走査の種類

超音波ビームの送波場所を順次移動させて 2 次元平面内の情報を収集する走査式映像場には

(1) リニア走査 (linear scan)　　計測断層面を x-y 直交座標で表現し，超音波の進行方向を x 軸とし，超音波の送波位置を y 軸上で移動する方式

(2) セクタ走査 (sector scan)　　計測断層面を r-θ 極座標表現し，超音波の送波位置を原点，超音波の進行方向を r 軸，送波方向を θ 軸にとる方式

(3) ラジアル走査 (radial scan)　　計測断面の中央から外側に向けて超音波ビームを送波することにより円形に周囲を探る方式

などがある (図 4.1)．

これらは，検査対象物の設置場所や存在部位によって使い分けられており，医用超音波では，体表から計測する B モードエコー断層装置はリニア走査やセクタ走査，

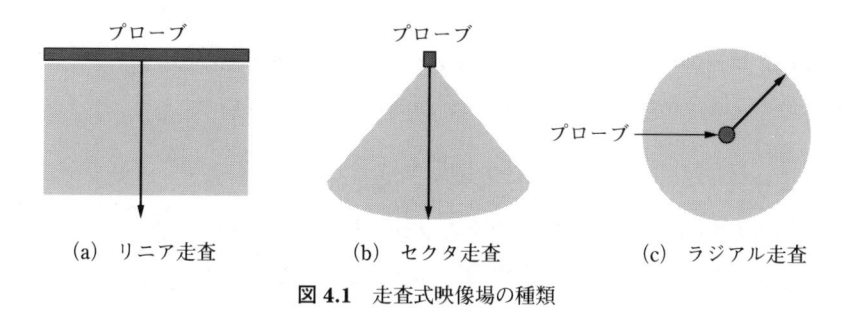

(a) リニア走査　　(b) セクタ走査　　(c) ラジアル走査

図 4.1 走査式映像場の種類

体腔内装置はセクタ走査やラジアル走査，血管内装置はラジアル走査，がそれぞれ利用されている。また，医用超音波で常用されている周波数は 1 〜 30 MHz であるが，2.3.5 項に記述したように，この周波数帯域では超音波の減衰距離は周波数の 2 乗に反比例することから，1 MHz で 40 cm 到達しても 10 MHz の場合には 4 mm しか到達できなくなる。送波パワーを増大すれば到達距離も長くなるが，むやみに大きくすることは問題があり，近傍と遠方のエコーレベル差も大きくなることから，ダイナミックレンジの大きい受波用高周波回路や信号処理回路が必要になる。なお，医用装置の送波パワーなどについては，超音波医学会の安全基準がある[22]。

4.2.3 体表プローブ

体表プローブには，骨などの障害物がなく広い音響窓（超音波を伝搬させることができる領域）が確保できる腹部領域用の電子式リニア走査と，肋骨が障害となるため狭い音響窓から送受波できる心臓領域用の電子式セクタ走査とを利用した二つのタイプがある。なお，リニア走査は広い映像断面を得るには長いアレイ振動子が必要となることから，最近では比較的小さなサイズで広い映像場が確保できるように振動子の配列面を凸形（コンベックス形）に加工したプローブが普及してきている。図 4.2 に体表プローブの一例を示しておく。

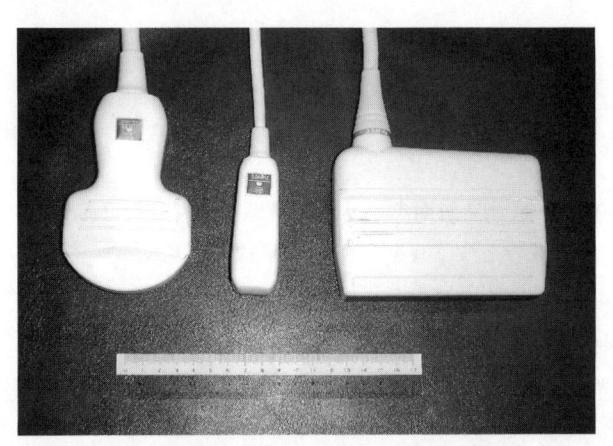

左：凸形リニア走査用プローブ，中央：セクタ走査用プローブ
右：リニア走査用プローブ

図 4.2 体表プローブの例

また，使用周波数帯域は，心臓や腹部臓器を対象とする計測深度が 15 cm 前後の胸壁用プローブや腹部用プローブには 3.5 MHz と 5 MHz，甲状腺や皮膚癌など 8 cm 程度の経皮用プローブには 5 MHz と 7.5 MHz が利用されることが多い。

4.2.4 体腔内プローブ

体腔内プローブは，挿入方向の前方視野を映像化するフロントビュー形と側方視野を映像化するサイドビュー形に大別できる。前者のフロントビュー形は，プロー

ブ先端の狭いエリアから超音波を送受波する必要があることから，電子式セクタ走査を使用しており，体表プローブと同様の断層像を可視化している〔**図 4.3**(a)〕。一方，後者のサイドビュー形には，体表プローブと同様の電子式リニア走査または電子式セクタ走査によってプローブ長さ方向の側面断層像を映像化するタイプと，体腔内特有の走査方式であるラジアル走査によってプローブ半径方向の断層像を映像化するタイプ〔図 (b)〕がある。

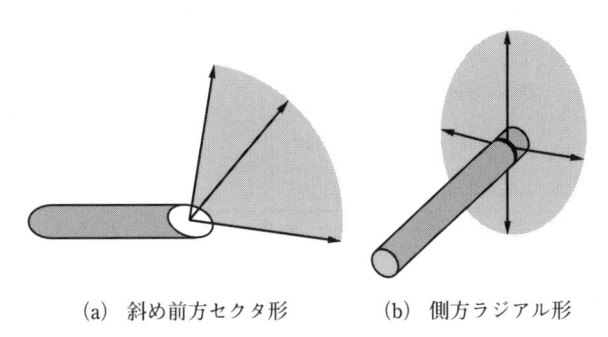

(a) 斜め前方セクタ形　　(b) 側方ラジアル形

図 4.3　体腔内プローブ

また，計測対象部位の近傍に設置できる体腔内プローブは，体表プローブの周波数に比べて高い周波数が使用できる。例えば，経直腸プローブには 7.5 MHz と 12 MHz，また，経腟プローブには 5 MHz と 7.5 MHz が多用されており，計測深度は 4 ~ 8 cm 程度である。

4.2.5　血管用細径プローブ

単板振動子と機械式走査の組合せは，構造が単純で細工が容易という利点があり，径が 1.16(3.5) ~ 1.98 mm(6 F) の血管カテーテル用細径プローブに利用されている。観察可能な映像は，機械式ラジアル走査によるカテーテル軸方向と直交するサイド断層像，いわゆる血管壁を輪切りにしたような断層像 (半径：4 mm 程度) である。

まず，カテーテルの中心部を通る駆動軸に微小単板振動子を直接取り付ける機械式走査プローブがある〔**図 4.4**(a)〕。振動子の周波数は 12.5 ~ 30 MHz で，駆動軸を外部のモータに接続して 900 rpm (1 分間当りの回転数) で回転させ，360°の視野画像を毎秒 15 フレーム (NTSC 方式ビデオ映像の半分のフレームレート) で観察することができる。

また，微小単板振動子を固定し，反射ミラーを駆動軸に取り付けて回転させる機械式走査プローブもある〔図 (b)〕。この場合，振動子の周波数は 10 ~ 30 MHz，駆動軸の回転速度は 1 500 ~ 1 800 rpm である。なお，画像分解能は，距離分解能が約 200 μm，方位分解能が約 250 μm，である。

なお，単板振動子による音場をビーム状に絞るには開口 $2L$ を大きくする必要があるが，微小径で実現する必要から振動子自体を凹面状に加工したり，また平板振

(a) 振動子回転形機械式走査プローブ

(b) ミラー回転形機械式走査プローブ

(c) 電子走査式アレイ振動子プローブ

図 4.4 血管用細径プローブ

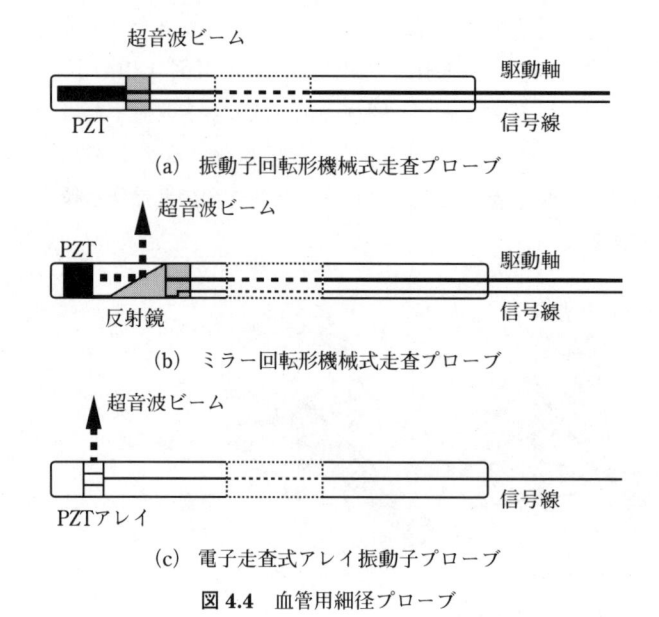

動子に音響レンズを組み合わせることによって，開口を大きくしなくても超音波をビーム状に加工することができる (4.4.4 項参照)。

さらに，微小振動素子を円周上に配置してラジアル走査を実現したアレイ振動子プローブ〔図 4.4(c)〕も開発されている[23]。プローブ径は $3.5F/5.0\,F/5.5\,F$ の 3 種類，周波数は 20 MHz，振動素子数は 32 個と 64 個の 2 種類がある。実際，64 個の振動素子の駆動線や信号出力線をそのままカテーテル内を通して外部に取り出すことは困難であるので，IC 化したアレイ振動子の増幅，制御回路 (4 チップ) をプローブ先端部に搭載することにより，カテーテル内部の信号線を減少させ，柔らかなカテーテルシャフト構造を実現している。超音波ビームの形成は可変素子方式 (遠距離は複数素子，近距離では 1 ないし 2 素子のみ使用) を採用することにより，1 断層画像を約 1 500 本のビームライン (走査線) で形成している。なお，ダイナミック電子フォーカシング技術により 1 走査線当り 400 ポイント程度のフォーカシングを実現し，距離分解能が 0.2 mm，半径 3 mm 以内の範囲で平均の方位分解能が 0.7 mm という性能を確保している。画像フレームレートは毎秒 10 フレームで，通常のビデオレートの約 1/3 である。

4.3 パルスエコー法

4.3.1 概　　　要

超音波をパルス送波し，物体までの距離を計測するパルスエコー法は，送波位置から反射物体までの距離を測定する場合や伝搬経路の様子を探索する場合に利用されている。原理は簡単で，図 4.5 に示すように，パルス幅が T_0 のパルス波を送波し

図 4.5 パルスエコー法の原理

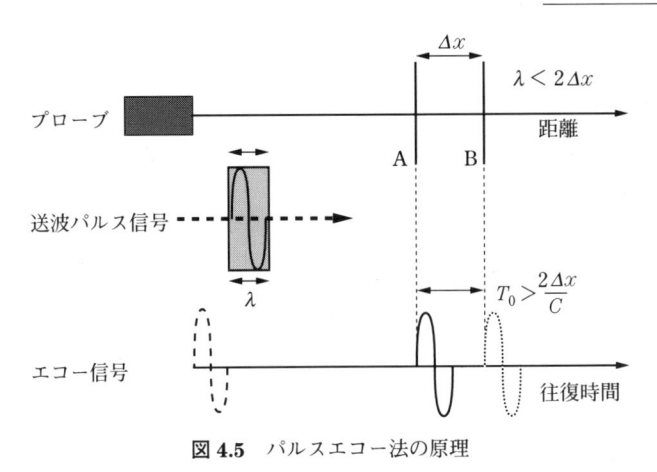

て，伝搬経路上にある反射体 A や B からのエコー信号を受波し，距離 x，往復時間 t，伝搬速度 C として

$$2x = Ct$$

という関係を利用する．ここで，対象とする計測場には，以下の仮定を導入する．

<仮定> 波の伝搬速度 C は均一である

この仮定により，パルスエコー法においては，(伝搬) 距離 x と (伝搬) 時間 t が伝搬速度 C を介して「距離と時間が互換」という重要な関係式が成立することになる．このため，本章では送受波信号は時間と場所の関数であるという前章までの記述法を遵守せずに，混乱を生じないかぎり，時間のみの関数，また場所のみの関数という表記を用いている．なお，時間 t を計測すれば，距離 x を知ることができるが，反射体 A と B が $2(x_B - x_A) = 2\Delta x \geq CT_0$ となる関係を満足しないと，二つの反射体を別々のものとして判別することができない．

超音波パルスエコー法で計測した画像の距離分解能は送波超音波の波長 λ に依存する．この距離分解能を向上するには，送波信号にチャープ信号や M 系列信号を利用する手法があるが，振動子の厚さで発振周波数が決まる超音波の場合，物理的な実現は容易ではなく，単純に高周波化する手法が最も自然な流れである．ただ，超音波の往復伝搬経路が長くなると超音波減衰が無視できなくなるので，可能なかぎり計測対象の近傍に設置する必要がある．このため，医用分野では，検査対象の近傍に送波用振動子と受波用振動子を設置する体腔内超音波法も開発されている[24]．これには，超音波内視鏡 (endoscopic ultrasound，ESU)[25],[26] や血管内エコー法 (intravascular ultrasound，IVUS)[27] と呼ばれる手法があり，超音波の適用範囲の拡大に大きく貢献している．

本節では，パルスエコー法における反射体の数学的な表現法，反射体位置の推定法，距離分解能などについて，理論的に解説する．

4.3.2 距離方向のターゲットモデル

簡単のために，本節では，まず超音波ビームが形成されたものとして1次元の直線(超音波ビーム)上に分布している反射体を考える。このような距離方向の反射モデルはつぎの2通りで与えられる[29]。

1) 均一な場に置かれた M 個の点反射体で，その大きさは無限小
2) 異なる均一な媒体が作る M 個の境界

いずれの場合も，これらの位置を x_m，反射係数を f_m とすると

$$f(x) \equiv \sum_{m=1}^{M} f_m \delta(x - x_m) \tag{4.1}$$

のように場所 x をアナログ変数とするターゲットモデルとして記述できる(図 4.6)。

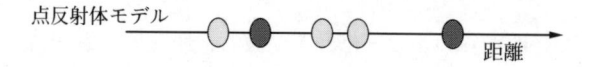

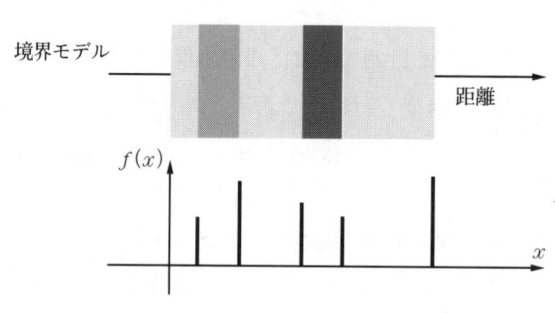

図 4.6 1次元ターゲットモデル

4.3.3 送受波信号モデル

まず，送波子を $x = 0$ に設置し，式 (4.1) で記述されるターゲットモデルが設置された1次元計測場において，$x > 0$ の方向に波動信号 $p(t)$ を送波する。$p(t)$ の送波時刻から $t_1 = x_1/C$ 後に最初の反射体に到達するが，この波動は $p(t - t_1)$ で記述できる。よって，最初の反射体からのエコー信号は $f_1 p(t - t_1)$ となり，これが x 軸上を逆に進行して，$x = 0$ に設置した受波子に達するから，受波子の出力信号(受波信号) $s_1(t)$ は次式で与えられることがわかる。

$$s_1(t) \equiv f_1 p(t - 2t_1)$$

一方，最初の反射体を通過していく波は

$$p(t - t_1) - f_1 p(t - t_1) = (1 - f_1) p(t - t_1)$$

となるが，すべての m に対して $f_m \ll 1$ と仮定し，近似的に

$$(1 - f_m) p(t - t_m) \cong p(t - t_m)$$

と考えると，1次元反射計測場からの受波信号 $s(t)$ は次式で表現できる。

$$s(t) \equiv \sum_{m=1}^{M} s_m(t)$$
$$= \sum_{m=1}^{M} f_m p(t - 2t_m) \tag{4.2}$$
$$= \sum_{m=1}^{M} f_m \delta(x - x_m) p(t - 2t_m)$$
$$= \int_{-\infty}^{\infty} f(x') p(t - t') dx'$$
$$\equiv f(x) \otimes p(t) = p(t) \otimes f(x) \tag{4.3}$$

ただし，$t' = 2x'/C$ である．

つまり，反射係数が極めて小さい波動場が送波信号 $p(t)$ とターゲットモデル $f(x)$ の畳込みで表現でき，内部情報の計測対象場 (不可視情報の可視化が可能な計測場) となることに注意して欲しい．

4.3.4 ターゲットモデルの同定

問題は「受波信号 $s(t)$ から反射係数分布 $f(x)$ を推定する」ことであるが，これは式 (4.3) の畳み込み式を解きほぐすことに帰着されるから，逆畳込み (deconvolution) また，逆問題 (inverse problem) と呼ばれている．一般に，逆畳込みは式 (4.3) の両辺をフーリエ変換して解くことができる．実際

$$S(\omega) = \int_{-\infty}^{\infty} f(x) \otimes p(t) e^{-j\omega t} dt$$
$$= \int_{-\infty}^{\infty} \left[\int_{-\infty}^{\infty} f(x') p(t - t') dx' \right] e^{-j\omega t} dt$$
$$= \int_{-\infty}^{\infty} f(x') e^{-j(2\omega/C)Ct'} \int_{-\infty}^{\infty} p(t - t') e^{-j\omega(t - t')} dt dx'$$
$$= \int_{-\infty}^{\infty} f(x) e^{-jk_x x} dx \int_{-\infty}^{\infty} p(\tau) e^{-j\omega \tau} d\tau$$
$$= F(k_x) P(\omega)$$

となる．ただし，$k_x = 2\omega/C, t - t' = \tau$ である．このことから，ω の全域にわたって $P(\omega) \neq 0$ が保証されていれば

$$F(k_x) = \frac{S(\omega)}{P(\omega)} \qquad k_x \in [-\infty, \infty] \tag{4.4}$$

が求まり，計測場のターゲットモデル $f(x)$ は $F(k_x)$ の逆フーリエ変換

$$f(x) \equiv \frac{1}{2\pi} \int_{-\infty}^{\infty} F(k_x) e^{jk_x x} dk_x$$
$$= \frac{1}{2\pi} \int_{-\infty}^{\infty} \int_{-\infty}^{\infty} f(x') e^{-jk_x x'} dx' e^{jk_x x} dk_x$$

$$= \sum_{m=1}^{M} f_m \left[\frac{1}{2\pi} \int_{-\infty}^{\infty} e^{jk_x(x-x_m)} dk_x \right]$$

$$= \sum_{m=1}^{M} f_m \delta(x - x_m) \tag{4.5}$$

に示すように形式的には完全に再生可能である。これは，$p(t) = \delta(t)$，つまり送波信号にインパルス信号を使用すれば，式 (4.2) は

$$s(t) = \sum_{m=1}^{M} f_m \delta(t - 2t_m)$$

となり，$s(2t_m) = f_m$ でターゲットモデルが完全再生できることを示している。

しかし，物理的には $\delta(t)$ の発生は不可能であり，帯域が制限された信号のみが送波できることから，全帯域にわたった $P^{-1}(\omega)$ の計算は不可能となり，式 (4.4) は現実的な解ではない。

【例題 4.1】 反射係数 0.1 の 7 個の反射体を順に 2.25 cm, 3.75 cm, 4.5 cm, 7 cm, 7.562 5 cm, 12 cm, 12.375 cm の位置に設置し，インパルス信号で計測したときの反射波 $s(t)$ を求めよ。ただし，超音波の伝搬速度を 1 500 m/s とせよ。

【解】

$$s(t) = \sum_{m=1}^{7} f_m \delta(t - 2t_m)$$

ただし

$$t_1 = \frac{0.022\,5}{1\,500} \text{ s}, \quad t_2 = \frac{0.037\,5}{1\,500} \text{ s}, \quad t_3 = \frac{0.045}{1\,500} \text{ s}, \quad t_4 = \frac{0.07}{1\,500} \text{ s},$$

$$t_5 = \frac{0.076\,25}{1\,500} \text{ s}, \quad t_6 = \frac{0.12}{1\,500} \text{ s}, \quad t_7 = \frac{0.123\,75}{1\,500} \text{ s}$$

この $s(t)$ を 0 〜 15 cm の範囲で描画した結果を図 4.7 に示す。　　　◇

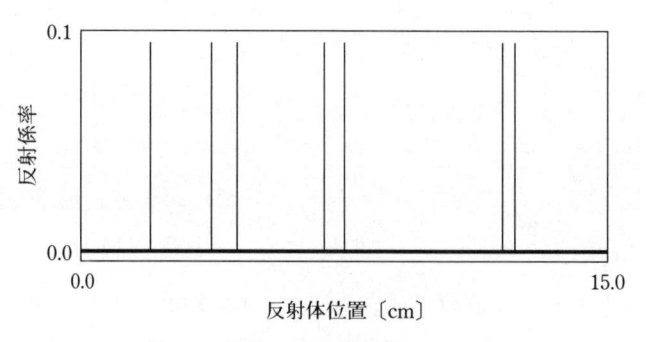

図 4.7　例題 4.1 の結果(プログラム 7)

4.3.5　帯域制限信号による逆畳込み

本項では，物理的に発生可能な帯域制限信号

$$p_a(t) = a(t)e^{j\omega_c t} \tag{4.6}$$

を送波することにより，ターゲットモデル $f(x)$ を推定することを考える．なお，$a(t)$ の具体的な時間表現は考慮せず，そのフーリエ変換 $A(\omega)$ が $[-\omega_0, \omega_0]$ に帯域制限されている信号のみ規定して議論を進める．このとき，$p_a(t)$ のフーリエ変換 $P_a(\omega)$ は

$$P_a(\omega) = A(\omega - \omega_c)$$

で与えられるから，$P_a(\omega)$ の帯域が

$$[\omega_1, \omega_2] \equiv [\omega_c - \omega_0, \omega_c + \omega_0]$$

に制限されることがわかる．また，受波信号 $s_a(t)$ は式 (4.2) の $p(t)$ を $p_a(t)$ に変えればよいから

$$s_a(t) = \sum_{m=1}^{M} f_m p_a(t - 2t_m)$$

で表現できる．ここで，両辺のフーリエ変換を求めると

$$\begin{aligned}
S_a(\omega) &= \int_{-\infty}^{\infty} \sum_{m=1}^{M} f_m p_a(t - 2t_m) e^{-j\omega t} dt \\
&= \sum_{m=1}^{M} f_m P_a(\omega) e^{-j\omega 2 x_m / C} \\
&= P_a(\omega) \sum_{m=1}^{M} f_m e^{-j k_x x_m} = P_a(\omega) F_a(k_x)
\end{aligned} \tag{4.7}$$

となる．ただし，$\omega \in [\omega_1, \omega_2], k_x \in [K_1, K_2] = [2\omega_1/C, 2\omega_2/C]$ である．式 (4.7) から

$$\begin{aligned}
F_a(k_x) &\equiv \frac{S_a(\omega)}{P_a(\omega)} \\
&= \sum_{m=1}^{M} f_m e^{-j k_x x_m}
\end{aligned} \tag{4.8}$$

が得られる．よって，この帯域制限内でのターゲットモデルの推定値 $f_a(x)$ は以下のように計算できる．

$$\begin{aligned}
f_a(x) &\equiv \frac{1}{2\pi} \int_{K_1}^{K_2} F_a(k_x) e^{j k_x x} dk_x \\
&= \frac{1}{2\pi} \int_{K_1}^{K_2} \sum_{m=1}^{M} f_m e^{j k_x (x - x_m)} dk_x \\
&= \frac{1}{2\pi} \sum_{m=1}^{M} f_m \frac{e^{j K_2 (x - x_m)} - e^{j K_1 (x - x_m)}}{j(x - x_m)} \\
&= \sum_{m=1}^{M} f_m 2 K_0 \frac{\sin(K_0 (x - x_m))}{K_0 (x - x_m)} e^{j K_c (x - x_m)}
\end{aligned} \tag{4.9}$$

ただし，$K_0 = (K_2 - K_1)/2 = 2\omega_0/C, K_c = (K_2 + K_1)/2 = 2\omega_c/C$ である．な

お，式 (4.9) 中の項

$$pdf(x) = K_0 \frac{\sin K_0 x}{K_0 x} \tag{4.10}$$

は距離方向 (x 軸方向) の点広がり関数 (point spread function, PSF) と呼ばれている (図 4.8)。

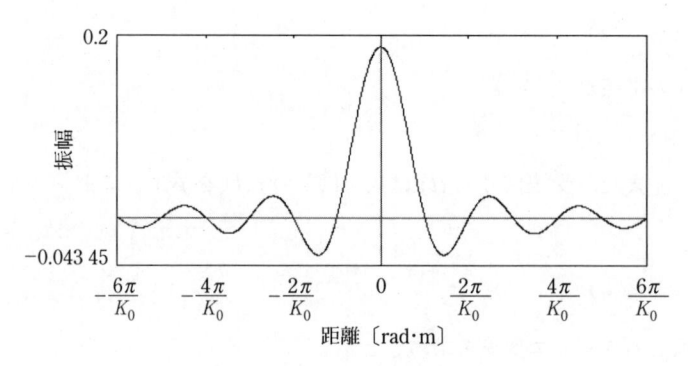

図 4.8 PSF の概形と距離分解能

推定のあいまいさの目安となる距離分解能 Δ_x は式 (4.10)のメインロブ幅

$$\Delta_x \equiv \frac{2\pi}{K_0} = \frac{\pi C}{\omega_0} \tag{4.11}$$

で与えられ，実際のターゲットモデル $f(x)$ が任意の m に対して

$$x_m + \frac{\Delta_x}{2} \leq x_{m+1} - \frac{\Delta_x}{2}$$

を満足するように分布していれば，推定値 $f_a(x)$ からすべての反射体が検出可能であることがわかる。なお，$K_0 \to \infty$ のとき，PSF は δ 関数となり，$f_a(x) \to f(x)$ が成立し，式 (4.9)は式 (4.5) と等価になることは自明である。

4.3.6 マッチドフィルタリング

〔1〕共役検波

通常，式 (4.8)の割り算は安定ではない。このため，逆畳込み問題の一般的な解は，$S_a(\omega)$ に $P_a(\omega)$ の複素共役 (complex conjugation)$P_a^*(\omega)$ をかける方式

$$F_{MF}(k_x) \equiv S_a(\omega) P_a^*(\omega) \tag{4.12}$$

が利用されている。ただし，$P_a^*(\omega) = \int_{-\infty}^{\infty} p_a^*(-t) \exp(-j\omega t) dt$ である。

$P_a^*(\omega)$ はマッチドフィルタ (matched filter) と呼ばれ，現実の計測プロセスにおいて避けることができない回路ノイズ (雑音) や環境ノイズの混入時にも安定した演算が確保できるという意味でノイズに強い手法である。実際，$S_a(\omega)$ は式 (4.7) で与えられるから，式 (4.12)は

$$\begin{aligned} F_{MF}(k_x) &= F_a(k_x) P_a(\omega) P_a^*(\omega) \\ &= F_a(k_x) R_a(\omega) \end{aligned} \tag{4.13}$$

となり，マッチドフィルタを用いて推定したターゲットモデルは

$$
\begin{aligned}
f_{MF}(x) &= \frac{1}{2\pi}\int_{-\infty}^{\infty} R_a(\omega)F_a(k_x)e^{jk_x x}dk_x \\
&= \frac{1}{2\pi}\int_{-\infty}^{\infty} R_a(\omega)\sum_{m=1}^{M} f_m e^{j(2\omega/C)(x-x_m)}\frac{2}{C}d\omega \\
&= \sum_{m=1}^{M} f_m \frac{1}{\pi C}\int_{-\infty}^{\infty} R_a(\omega)e^{-j(2(x-x_m)/C)\omega}d\omega \\
&= \frac{2}{C}\sum_{m=1}^{M} f_m r_a\left(\frac{2(x-x_m)}{C}\right) \quad (4.14)
\end{aligned}
$$

で与えられる．式 (4.14) は反射体位置の再生精度 (距離分解能) が，変調信号 $a(t)$ の自己相関関数 $r_a(t)$ で決まることを示しており，$r_a(t)$ はぼけ関数 (ambiguity function) と呼ばれることもある．

〔2〕 パルス送波と距離分解能

理解を容易にするため，式 (4.6) の $a(t)$ を

$$
a(t) = \begin{cases} e^{j\alpha t^2} & t \in [0, T_0] \\ 0 & \text{otherwise} \end{cases}
$$

のように具体化した $p_a(t)$ を送波し，マッチドフィルタを利用したときの距離分解能を計算してみよう．ここで，$\alpha = 0$ のとき $p_a(t)$ は角周波数 ω_c の基本波パルス信号であるが，$\alpha \neq 0$ のとき $p_a(t)$ は周波数が時間とともに変化することからチャープ (chirp) パルス信号と呼ばれている．

まず，$a(t)$ の方形パルス成分を考慮せず，求めた $p_a(t)$ の瞬時周波数は

$$
\begin{aligned}
\omega_i(t) &= \frac{d}{dt}(\omega_c t + \alpha t^2) \\
&= \omega_c + 2\alpha t
\end{aligned}
$$

となるから，瞬時周波数帯域は

$$
\omega_c \leq \omega_i(t) \leq \omega_c + 2\alpha T_0
$$

で与えられ，$a(t)$ の方形パルス成分とあわせて評価すれば

$$
[\omega_1, \omega_2] = \left[\omega_c - \frac{2\pi}{T_0}, \omega_c + \frac{2\pi}{T_0} + 2\alpha T_0\right]
$$

が $p_a(t)$ の周波数帯域となる．よって，信号 $p_a(t)$ の距離分解能は

$$
\begin{aligned}
\Delta_x &= \frac{2\pi C}{\omega_2 - \omega_1} \\
&= \frac{2\pi C}{2\alpha T_0 + 4\pi/T_0} \quad (4.15)
\end{aligned}
$$

で与えられることがわかる．式 (4.15) において $\alpha = 0$ とおけば

$$
\Delta_x = \frac{CT_0}{2} \quad (4.16)
$$

で基本波パルス信号の距離分解能が与えられるが，式 (4.15) と式 (4.16) の結果から

1) パルス幅 T_0 が同じ場合，チャープパルス信号が高分解能計測が可能

2) 送波パワーを大きくするためにパルス幅 T_0 を長くすると，基本波パルス信号の場合には分解能が悪くなるが，チャープパルス信号の場合には S/N の向上と距離分解能の両方の向上に寄与

ということなどがわかる。

【例題 4.2】 図 4.7 のインパルス送波の場合と同じ計測場を対象に，基本波パルス信号 (f_c =1 MHz, T_0 =5 μs) とチャープパルス信号 ($\alpha = -0.002\pi$, $T_0 = 5$ μs) を送波したときのマッチドフィルタ出力を求めて，反射体の再現特性を調べよ。

【解】 送波パルスを $p_a(t)$ とし，式 (4.14) の自己相関関数 $r_a(t)$ を計算すればよい。なお，プログラム 8 によりマッチドフィルタ出力を計算し，比較した結果を図 4.9 に示す。1 番目と 2 番目の反射体は $2CT_0$，2 番目と 3 番目は CT_0，4 番目と 5 番は $3CT_0/4$，6 番目と 7 番目は $CT_0/2$，それぞれ離れた位置に設置してあり，前者の基本波パルス信号の場合には 6 番目と 7 番目の反射体が判別できないが，チャープパルス信号の場合には判別可能であることが示されている。　　　　　　　　　　　　　　　　　　　◇

(a) 基本波パルス信号

(b) チャープパルス信号

(c) 基本波パルス信号のマッチドフィルタリング結果

(d) チャープパルス信号のマッチドフィルタリング結果

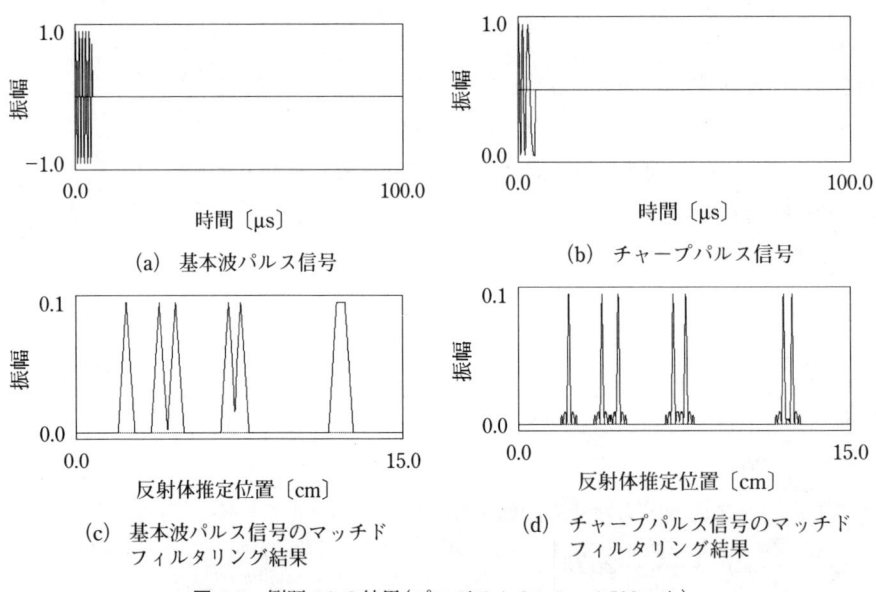

図 4.9 例題 4.2 の結果(プログラム 8：$C = 1500$ m/s)

さらに，式 (4.14) は距離分解を向上させるには自己相関関数がシャープなピークをもつことが望ましいことを示しているから，ホワイトノイズの送波が最適であるが，無限の周波数帯域をカバーする振動子を製作することは不可能である。このため，擬似ランダムノイズである M 系列信号の送波も有力な手段であり，後述するドプラ血流計に応用した研究[28]もあったが，回路が複雑化するため実用化されることなく忘れ去られてしまった。ディジタル技術の進歩した現在，もう一度見直したい魅力ある方式であると考えている。

4.3.7 エコー信号のディジタル処理
〔1〕 時間領域による記述

臓器形態の画像化に利用されるパルスエコー法の信号処理の目的は，エコー信号の振幅から音響インピーダンスの異なる組織境界を抽出することにある．ここで，送受波器を原点，反射体位置を x_m とし，$t = 0$ に1波長余弦波パルス $p_0(t)$ を送波したときの受波信号 $s_0(t)$ は

$$s_0(t) = \sum_{m=1}^{M} f_m p_0(t - \tau_m)$$
$$= \sum_{m=1}^{M} f_m a_c(t - \tau_m) \cos \omega_c(t - \tau_m) \tag{4.17}$$

ただし
$$a_c(t) = \begin{cases} 1 & t \in [0, T_c] \\ 0 & \text{otherwise} \end{cases}$$
$$\tau_m = \frac{2x_m}{C}$$
$$T_c = \frac{2\pi}{\omega_c}$$

のように記述できることがわかる．

ここで，反射体の位置を波長 λ_c を用いて
$$x_n = n\frac{\lambda_c}{2} + \Delta l \quad 0 < \Delta l < \frac{\lambda_c}{2}$$
と明記して（$x_m = x_n$ を満たさない n に対しては $f_n = 0$ とする），3.4.3項で与えたナイキスト条件 $T_s(= T_c/2)$ で $s_0(t)$ を直接標本化すると

$$s_0[n] = f_n a_c\left(nT_s - nT_c + \frac{2\Delta l}{C}\right) \cos \omega_c\left(nT_s - nT_c - \frac{2\Delta l}{C}\right)$$
$$= f_n a_c\left(-\frac{n}{2}T_c - \frac{2\Delta l}{C}\right) \cos\left(n\pi + \frac{4\pi\Delta l}{\lambda_c}\right)$$
$$= \begin{cases} 0 & \Delta l = \frac{\lambda_c}{8}, \frac{3\lambda_c}{8} \\ f_n \cos\left(n\pi + \frac{4\pi\Delta l}{\lambda_c}\right) & \text{otherwise} \end{cases}$$

となることがわかる．ただし
$$\tau_n = \frac{2x_n}{C} = nT_c \pm \frac{2\Delta l}{C}$$
とする．よって，x_m の位置によっては恒等的に $s_0[n] = 0$ が成立し，反射体があってもエコー信号が検出できないことになる．

一方，マッチドフィルタ操作の後に，ローパスフィルタに通してベースバンドへ移行する処理を利用する場合には

$$s_b(t) = \text{lowpass}[s_0(t) \cos \omega_c t]$$
$$= \sum_{m=1}^{M} f_m a_c(t - \tau_m) \tag{4.18}$$

となり，T_c で標本化すれば（パルス幅内で 1 回観測）

$$s_b[n] = s_b(nT_c) = f_n$$

が成立するから，送波パルスの中に反射波が存在すれば，つねに検出可能となることがわかる。

【例題 4.3】 水中で 図 4.10 のような反射体分布〔反射体位置：$x_m = (2m + 0.0625(m-1))\lambda_c\ (m = 1 \sim 8)$〕を考え，波長 λ_c の余弦波パルス $p_0(t)$ を送波したとき，エコー信号 $s_0(t)$ と $T_s = T_c/2$ で離散化したエコー時系列 $\{s_0[n]\}$ はどのようになるか。また，マッチドフィルタ出力 $s_b(t)$ についても考察せよ。

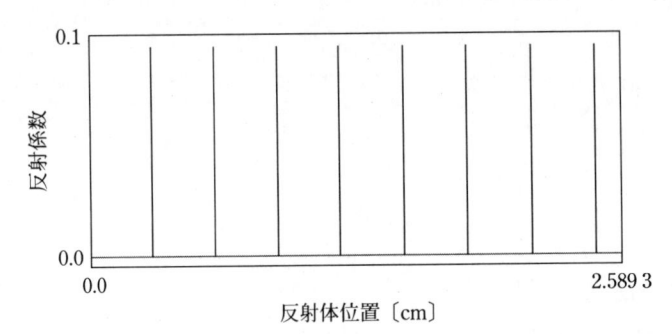

図 4.10 反射体の分布（$\lambda_c = 1.5$ mm）

【解】 まず，エコー信号は

$$s_0(t) = \sum_{m=1}^{8} f_m a_c(t - 2(2m + 0.0625(m-1))T_c) \\ \times \cos\omega_c(t - 2(2m + 0.0625(m-1))T_c)$$

で記述できる。なお，便宜的上，$t = T_c/64$ で疑似的に連続関数表現した $s_0(t)$ を 図 4.11(a) に示す。

つぎに，これを $t = nT_s = nT_c/2$ で標本化して得られた離散化信号

$$s_0[n] = \sum_{m=1}^{8} f_m a_c(nT_s - 4(2m + 0.0625(m-1))T_s) \\ \times \cos\omega_c(nT_s - 4(2m + 0.0625(m-1))T_s)$$

を 図 (b) に示す。実際，$m = 3, 7$ の場合，反射体位置は，それぞれ，$x_3 = 6.125\lambda_c$ と $x_7 = 14.375\lambda_c$ となることから

$$s_0[25] = f_3 a_c(0.5T_s) \cos 0.5\pi = 0$$
$$s_0[26] = f_3 a_c(1.5T_s) \cos 1.5\pi = 0$$
$$s_0[58] = f_7 a_c(0.5T_s) \cos 0.5\pi = 0$$
$$s_0[59] = f_7 a_c(1.5T_s) \cos 1.5\pi = 0$$

が成立し，反射体が存在しても計測できないことがわかる。また，$m = 1, 4, 5, 8$ の場合は同相，$m = 2, 6$ の場合は逆相で計測されることも示されている。

一方，マッチドフィルタ出力のローパスフィルタリング結果は

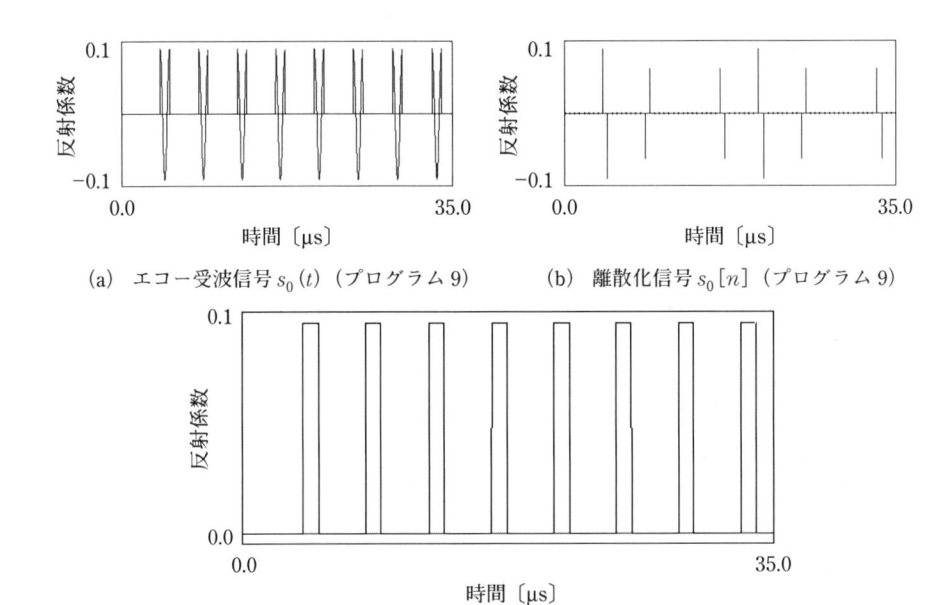

(a) エコー受波信号 $s_0(t)$（プログラム9）　　(b) 離散化信号 $s_0[n]$（プログラム9）

(c) ベースバンドへの移行処理後のエコー信号 $s_b(t)$（プログラム10）

図4.11 例題4.3の結果（$\lambda_c = 1.5$ mm, $T_c = 1$ μs, $f_m = 0.1$）

$$s_b(t) = \sum_{m=1}^{8} f_m a_c(t - 2(2.062\,5m - 0.062\,5)T_c)$$

となり，図 (c) のように $T_s = T_c$ で標本化すれば，つねに反射体の存在が再現できることがわかる．しかし，再現位置は正確ではない． ◇

---

〔2〕 周波数領域による記述*

マッチドフィルタ処理の意味は周波数領域で考えるとより明瞭になる．実際，ターゲットモデル $f(x)$ をコンピュータで推定するには，以下のような処理が実行される．

(1) **ミキシング操作**　$s_0(t)$ をベースバンドへ移行する処理であり，数学的には

時間領域表現： $s_b(t) = s_0(t)e^{-j\omega_c t} = f_m a_c(t - \tau)$

周波数領域表現： $S_b(\omega) = S_0(\omega + \omega_c) = f_m A_c(\omega)$

と記述でき，一般にはアナログ回路で実行する．

(2) **A-D変換操作**　$S_b(\omega)$ の帯域は $[-\omega_0, \omega_0]$ であるから，ナイキスト条件を満たすサンプリング間隔 T_s

$$T_s \leq \frac{2\pi}{2\omega_0} \tag{4.19}$$

で $s_b(t)$ を A-D 変換してコンピュータに入力する．

(3) **離散フーリエ変換処理**　N 個の計測データ系列 $s_b[n] = s_b(nT_s)$ ($n = 0, 1, \cdots, N-1$) の離散フーリエ変換 $S_b[k]$ を計算する．実際，$S_b[k]$ は，$[-\omega_0, \omega_0]$ に帯域制限されているから，フーリエ級数展開係数を β_n とすると

$$s_b[n] = s_b(nT_s)$$

$$= \frac{\omega_0}{\pi}\beta_{-n}$$

が成立し

$$S_b[k] = \sum_{n=0}^{N-1} s_b[n]e^{-j(2\pi/N)kn}$$

$$= \sum_{n=-\infty}^{\infty} \frac{\omega_0}{\pi}\beta_{-n}e^{-j(2\pi/2\omega_0)n(2\omega_0/N)k}$$

$$= \frac{\omega_0}{\pi}S_b(k\Delta_\omega)$$

$$= \frac{\omega_0}{\pi}S_0(k\Delta_\omega + \omega_c)$$

と変形される。ただし，$\Delta_\omega = 2\omega_0/N$ である。このことから，$S_b[k]$ はエコー信号 $s_0(t)$ のフーリエ変換 $S_a(\omega)$ の標本値であることがわかる。

(1) ターゲットモデルの推定　　ここで，$S_0(k\Delta_\omega + \omega_c)$ は，式 (4.7) から

$$S_0(k\Delta_\omega + \omega_c) = P_0(k\Delta_\omega + \omega_c)\sum_{m=1}^{M} f_m e^{-j(2(k\Delta_\omega+\omega_c)/C)x_m}$$

$$= A_c(k\Delta_\omega)F(k\Delta_{k_x} + k_c)$$

となる。ただし，$\Delta_{k_x} = 2\Delta_\omega/C, k_c = 2\omega_c/C$ である。これから

$$F_{MF}[k] = S_b[k]P_0^*(k\Delta_\omega + \omega_c)$$

$$= \frac{\omega_0}{\pi}A_c(k\Delta_\omega)F\left(k\Delta_{k_x} + \frac{2\omega_c}{C}\right)A_c^*(k\Delta_\omega)$$

$$= \frac{\omega_0}{\pi}F[k]A_c[k]A_c^*[k]$$

$$f_{MF}[m] = \sum_{k=-N/2}^{N/2-1} F_{MF}[k]R_a[k]e^{j(2\pi/N)km}$$

$$= f[n]r_a[m-n]$$

が成立し，ぼけ関数 $r_a(t)$ との畳込みで再現できることがわかる。

なお，$s_0(t)$ を直接 A-D 変換する場合には，$S_0(\omega)$ の帯域が $\omega_c + \omega_0$ であるから，ナイキスト基準を満たす標本間隔 T_s が

$$T_s \leq \frac{2\pi}{2(\omega_c + \omega_0)}$$

となり，$s_b(t)$ を A-D 変換するより速い A-D 変換レートが要求される。A-D 変換器は変換レートが低いほうが入手しやすいことから，ベースバンドへの移行処理はコンピュータ処理に有用な操作であることがわかる。

【例題 4.4】　$a_c(t)$ のスペクトル $A_c(\omega)$ を求めて，$S_b[\omega]$ の帯域を調べよ。

【解】　まず，$A_c(\omega)$ を図 4.12に示す。これは，$T_s = T_c/64$ として疑似的に連続周波数軸で表現したものである。周波数帯域はメインロブ幅で評価して $[-2\pi/T_0, 2\pi/T_0]$ となることがわかる。　◇

図 4.12 $A_0(\omega)$（プログラム 11）

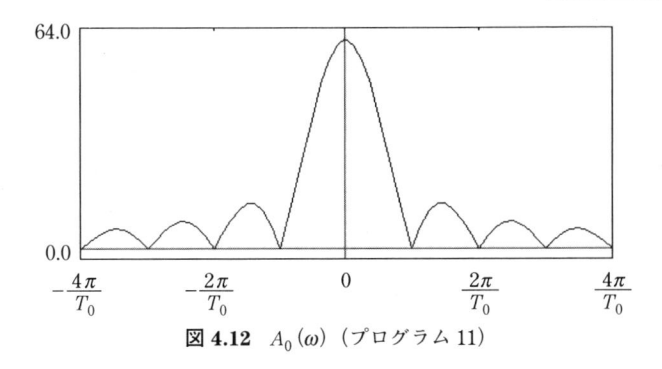

4.3.8 ターゲットの分布条件*

ここで，$f_{MF}[m] = f(x_m)$ となるための条件を整理してみよう．まず，$f(x)$ が有限区間 $[X_1 - X_0, X_1 + X_0]$ に分布しているものとすると

空間周波数領域： $F_b(k_x) = F(k_x)\exp(-jk_xX_1)$

空間領域： $f_b(x) = \dfrac{1}{2\pi}\displaystyle\int_{-\infty}^{\infty} F_b(k_x)dk_x$
$= f(x - X_1)$

のように，ベース領域 $[-X_0, X_0]$ の関数 $f_b(x)$ に移行することができるから，時間関数の場合と同様にして，空間周波数領域でのナイキスト条件

$$\Delta_{k_x} \leq \frac{2\pi}{2X_0}$$

を満たせば，$F[k] = F_b(k\Delta_{k_x})$ となることがわかる．

つぎに，$s_b(t)$ の最高周波数 ω_m とターゲットの分布区間 $2X_0$ の関係を整理する．まず，$F_b(k_x)$ の最高空間周波数 K_m は ω_m を用いて

$$K_m = \frac{2\omega_m}{C} = \frac{N}{2}\Delta|k_x$$

で表現できるから（N：サンプル数），ω_m と K_0 の間には

$$\frac{4\omega_m}{NC} \leq \frac{\pi}{X_0}$$

が成立していることがわかる．また

$$T_r = (N-1)T_s \simeq NT_s$$

より

$$\frac{T_r}{N} = T_s = \frac{\pi}{\omega_0}$$

となる関係が成立することから，T_r と X_0 の間には

$$\left.\begin{array}{l}\dfrac{4}{NC}\dfrac{N\pi}{T_r} \leq \dfrac{\pi}{X_0} \\[6pt] T_r \geq \dfrac{4X_0}{C}\end{array}\right\} \tag{4.20}$$

という自然な関係（計測時間は送波信号がターゲット分布区間を往復する時間より長い必要がある）が成立している．

最後に，パルスエコー法で対象となる計測媒質が「反射体が密に詰まった状態」と考えられる場合のマッチドフィルタ出力を考えてみよう。図 4.13は，反射体を半波長以下の位置に連続8個設置し，2波長余弦波パルスで計測したと仮定したときのコンピュータシミュレーション結果である。この波形をみるまでもなく，反射体の存在は検知できるが，一つ一つの反射体位置を特定することができないことは，これまで記述してきたことで明確である。しかし，医用計測における計測場は「反射体が密に詰まった状態」であると考えるほうが自然であり，ひとかたまりの反射体情報をマクロに計測しているにすぎないことに留意する必要がある。また，6章に記述するように，このような状態で計測した信号を処理して一見鮮明でみやすい画像を生成しているため，表示された情報がすべて正しいように理解しがちであるが，必ずしもそうではないことにも十分留意して欲しい。

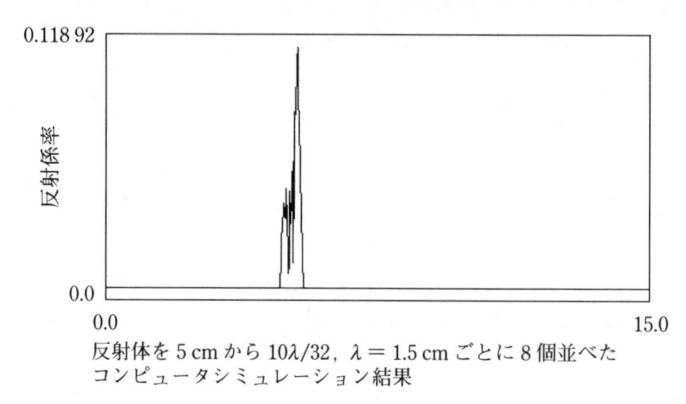

反射体を 5 cm から $10\lambda/32$, $\lambda = 1.5$ cm ごとに 8 個並べた
コンピュータシミュレーション結果

図 4.13 密に存在する反射体群を対象にしたマッチドフィルタ出力例

4.4 ビームフォーミング

4.4.1 概　　要

通常のビデオカメラで撮影した可視光映像は，対象の正面像を瞬時に結像面に記録し，その後，結像面を走査しながら結像画像を順次読み出す同時式正面映像であるが，超音波画像は，細いビーム状に加工したパルス超音波の伝搬経路上の情報を収集し，その後，送波ビームを走査して順次画像を記録する走査式断層映像である。最近，レーダやロングベース干渉式電波望遠鏡 (very long baseline interferometer) またハッブル望遠鏡 (Hubble space telescope) などの分野では，ビーム走査映像法に代わって，一つのセンサができるだけ広い領域からの情報を収集することによって画像分解能の向上を狙った合成開口法 (synthetic aperture method) という信号処理技術[29]が利用され，効果を上げている。これは，従来のビーム走査技術と発想を逆にしたセンシング技術であり，医用超音波の分野にも近未来に取り入れられる技術[30],[31]と考えるが，概要のみを紹介する。

4.4.2　2次元ターゲットモデル

方位方向の記述には，2次元分布関数を導入するのが自然であり，ここでは直交座標での点 (x_i, y_i) を極座標表現したターゲットモデルを導入する。

$$f(r,\theta) = \sum_{i=1}^{I} f_i \delta(r - R_i) \delta(\theta - \theta_i) \tag{4.21}$$

ただし，$x_i = R_i \cos\theta_i, y_i = R_i \sin\theta_i$ であり，方位角度 θ は x-y 平面の x 軸方向を 0 として反時計まわりに正とする（$-\pi/2 \leq \theta_i \leq \pi/2$）。

4.4.3　音　場　モ　デ　ル

〔1〕　ホイヘンスの原理

送波子や受波子の送受波音圧 p や音の強さ I の分布パターンは，3次元空間と時間の関数であり，画像計測装置の性能を左右する。これらのパターンは，送波子や受波子の形状が簡単な場合には，あらかじめ計算することができる[10]。通常，この計算は振動子上に多数の点音源を配置し，点音源から出た波面に対して以下のホイヘンス (Huygens) の原理を適用すればよい（図 4.14）。

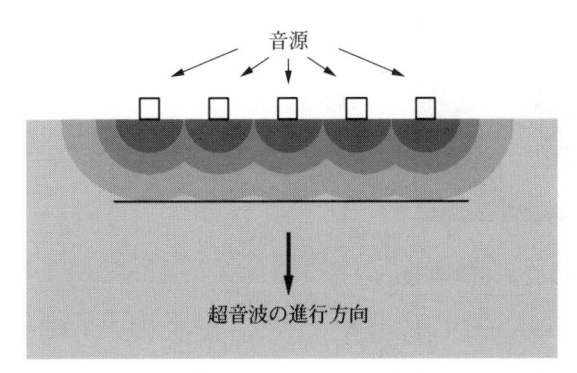

図 4.14　ホイヘンスの原理

【ホイヘンスの原理】

一つの波面上のすべての点が波の中心となって，その点から 2 次波が出ていき，2 次波は球面波として広がっていく。これらの 2 次波の包絡面がつぎの 2 次波を形成しながら，つぎつぎと伝わっていく。

この原理は厳密には成立しないが，直観的には理解しやすく，波の回折現象を合理的に説明できることから，広く受け入れられている。

〔2〕　微小振動子の送受波パターン

送波子や受波子は物理的には有限の大きさをもっているが，ここでは無限小のサイズをもつと仮定し，ポイント振動子の送受波音場モデルを導出するが，本節では，

波動は2次元平面内にのみ存在すると仮定する。

x-y 平面の座標原点 $(0,0)$ に設置したポイント振動子 (送波子) から $p(t)$ を送波すると，(x,y) には

$$g_0(t;x,y) \equiv \frac{1}{\sqrt{x^2+y^2}} p\left(t - \frac{\sqrt{x^2+y^2}}{C}\right)$$

となる波が到着することがわかる。これを原点からの送波パターンと呼ぶ。また，$(0,u)$ に設置したポイント送波子からの送波パターンは，原点からの送波パターンを y 軸方向に単純に u だけずらせばよいから

$$g_u(t;x,y) = \frac{1}{\sqrt{x^2+(y-u)^2}} p\left(t - \frac{\sqrt{x^2+(y-u)^2}}{C}\right) \quad (4.22)$$

で与えられる (図 4.15)。

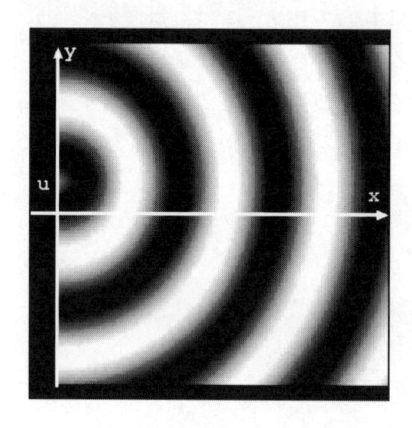

y 軸：方位方向
x 軸：距離方向

図 4.15 ポイント振動子の送波パターン例

なお，式 (4.22) の (時間領域) フーリエ変換

$$H_{u,t}(\omega;x,y) = \frac{1}{\sqrt{x^2+(y-u)^2}} P(\omega) e^{-jk\sqrt{x^2+(y-u)^2}} \quad (4.23)$$

が周波数 ω の送波音場パターンである。ただし，$k = \omega/C$ である。

つぎに，ポイント振動子 (受波子) の受波音場パターンは，送波位置を (x,y)，受波位置を $(0,v)$ とすればよいから，式 (4.23) と同様

$$H_{v,t}(\omega;x,y) = \frac{1}{\sqrt{x^2+(y-v)^2}} P(\omega) e^{-jk\sqrt{x^2+(y-v)^2}} \quad (4.24)$$

で与えられる。

〔3〕 単板振動子の音場

極座標表現した点 (R,θ) における単板振動子の音場は，y 軸上の連続分布点 $(0,u)$ $(u \in [-L, L])$ にポイント送波子を設置して，$p(t) = e^{j\omega_c t}$ を送波したと考えればよいから，式 (4.22) を利用して (簡単のために以下では距離による減衰項は省略)

$$r(t;R,\theta) = \int_{-L}^{L} g_u(t; R\cos\theta, R\sin\theta) du$$

$$= \int_{-L}^{L} p(t - \tau(u; R, \theta)) du$$
$$= \int_{-L}^{L} e^{j\omega_c(t - \tau(u; R, \theta))} du \qquad (4.25)$$

で表現できることがわかる。ただし，$\tau(u; R, \theta) = \sqrt{R^2 - 2uR\sin\theta + u^2}/C$ である。

実際，複数の波の干渉現象に影響されて，進行方向の中心軸上には

$$x_m = \frac{L^2}{m\lambda} - \frac{m\lambda}{4}$$

のように，強め合う場所 (m が偶数) と弱め合う場所 (m が奇数) が生じる。ここで，$m = 1$ の場所が，中心軸に垂直な方位方向で音場強度が一様に減少しない近距離音場 (near field, Fresnel zone ともいう) と，方位方向で一様に減少している遠距離音場 (far field, Fraunhofer zone ともいう) の限界距離 N となり，$L \gg \lambda$ の場合には

$$N = \frac{L^2}{\lambda}$$

で近似できる。

また，超音波計測に利用される遠距離音場において，方位方向軸上で音場強度が減少していく音場パターン (指向性パターン) は

$$\sin\theta \simeq 0.61 \frac{\lambda}{L} \qquad (4.26)$$

で与えられることがわかっている。ただし，θ はビーム幅の開口半角，λ は超音波の波長である。なお，式 (4.26) は，角度方向の強度分布の広がりが最初に極小値をもつ角度を示した式であり，この範囲内にほとんどのパワーが集中していることからメインロブと呼ばれ，超音波振動子の指向性を与える目安となっている。

【例題 4.5】 単板振動子の生成する音場を与える式 (4.25) を和で表現した離散式に変換し，音場パターンを調べよ。

【解】 ポイント振動子が Δu ごとに $-L$ から L まで I 個並んだ密配置アレイ振動子を考え，各振動子が同時に励起される状況を想定すれば，2 次元平面上の点 (m, n) での音場パターンは次式で表現できる。

$$r[t_0; R_{m,n}, \theta_{m,n}] = \sum_{i=-I}^{I} e^{j\omega_c(t_0 - \tau(i\Delta u; R_{m,n}, \theta_{m,n}))} \qquad (4.27)$$

なお，この計算には $\Delta u \ll 1$ が必要であるが，定数倍することになるから dB 表現する場合には不用となる。なお，$L = I\Delta u$ の条件でコンピュータを利用して計算した音場パターンを図 **4.16**(a)，また，中心軸 (x 軸) 上の音場の強度分布を図 (b)，さらに，中心軸に直交する直線 $x = x_0$ 上の音場を図 (c)(近接場) と図 (d) に示す。図から式 (4.26) の意味する指向性や，近接場では中心軸上で必ず極大値が得られるわけではないという事実などを理解して欲しい。   ◇

(a) 音場強度パターン

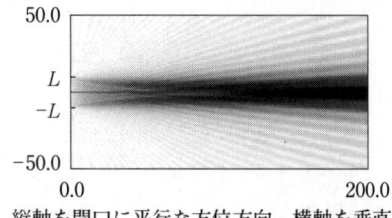

縦軸を開口に平行な方位方向，横軸を垂直な距離方向にした開口の中心軸断面の音場をグレイレベル(最も強い音場を黒)表示

(b) 中心軸上での距離方向の強度変化

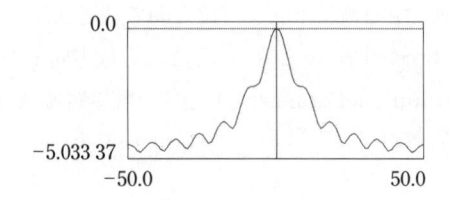

(c) x_0=10 mm の断面での方位方向の強度分布

(d) x_0=200 mm の断面での方位方向の強度分布

L=10 mm でポイント振動子数を N=100, f_c=1 MHz の場合

図 4.16　例題 4.5 の単板円振動子音場パターン計算例（プログラム 12）

4.4.4　フォーカスモデル

〔1〕送　波　形

x-y 座標系の y 軸上の点 $(0, u)$ にポイント送波子を設置し，$p(t) = e^{j\omega_c t}$ を送波すると，極座標表現した点 (R, θ) に到達した送波信号は，式 (4.22) から

$$r_u(t; R, \theta) = g_u(t; R\cos\theta, R\sin\theta)$$
$$= p(t - \tau(u; R, \theta))$$
$$= e^{j\omega_c(t - \tau(u; R, \theta))}$$

となる (ここでは簡単のために距離による減衰項は省略)。ただし，$\tau(u; R, \theta) = \sqrt{R^2 - 2uR\sin\theta + u^2}/C$ である。

したがって，図 4.17 のように，送波を連続分布点 $u \in [-L, L]$ とし，点 (R_i, θ_i) に到達する位相 (時刻) を一致させるために，$(0, u)$ における送波に時間遅延

$$\Delta\tau(u; R_i, \theta_i) = \tau(u; R_i, \theta_i) - \tau(0; R_i, \theta_i)$$

をもたせた場合，平面上の任意点 (R, θ) には

$$r(t; R, \theta) = \int_{-L}^{L} p(t - \tau(u; R, \theta) + \Delta\tau(u; R_i, \theta_i)) du$$
$$= \int_{-L}^{L} r_u(t + \Delta\tau(u; R_i, \theta_i); R, \theta) du \tag{4.28}$$

となる波動が伝搬することになる (送波時間遅延形)。

一方，波数 k で時間遅延項を表現し直すと

4.4 ビームフォーミング

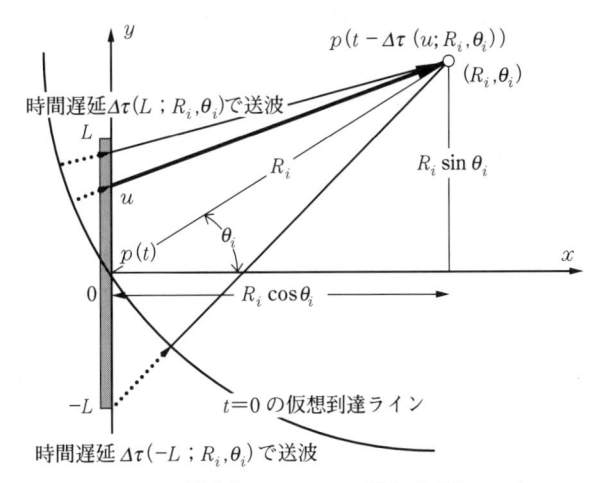

図4.17 送波形フォーカスの模式図（開口 $2L$）

$$\omega_c \Delta\tau(u; R_i, \theta_i) = k\Delta l(u; R_i, \theta_i)$$

となるから，式 (4.28) は

$$\begin{aligned} r(t; R, \theta) &= \int_{-L}^{L} e^{j\omega_c(t-\tau(u;R,\theta))+k\Delta l(u;R_i,\theta_i)} du \\ &= \int_{-L}^{L} r_u(t; R, \theta) e^{jk\Delta l(u;R_i,\theta_i)} du \end{aligned} \quad (4.29)$$

と変形できることがわかる（送波位相遅延形）。

ここで，式 (4.28) また式 (4.29) において，$(R, \theta) = (R_i, \theta_i)$ と考えると

$$r(t; R_i, \theta_i) = 2Lp(t - \tau(0; R_i, \theta_i))$$

が成立して，送波時間遅延形でも送波位相遅延形でもすべてのポイント送波子からの波動が集中した最も強いフォーカス音場が点 (R_i, θ_i) に生成できることがわかる。

〔2〕 受 波 形

$p(t)$ の送波点を (R, θ) とし，受波点は $(0, v)$ $(v \in [-L, L])$ の連続分布とする。このとき $(0, v)$ に設置したポイント受波子の出力は

$$s_v(t; R, \theta) = p(t - \tau(v; R, \theta))$$

となる。ここで，**図4.18**のように，$(0, v)$ における受波出力に時間遅延

$$\Delta\tau(v; R_i, \theta_i) = \tau(v; R_i, \theta_i) - \tau(0; R_i, \theta_i)$$

をもたせると

$$s_v(t + \Delta\tau(v; R_i, \theta_i); R, \theta) = p(t - \tau(v; R, \theta) + \Delta\tau(v : R_i, \theta_i))$$

が成立するから，全受波出力は

$$\begin{aligned} s(t; R, \theta) &= \int_{-L}^{L} p(t - \tau(v; R, \theta) + \Delta\tau(v; R_i, \theta_i)) dv \\ &= \int_{-L}^{L} s_v(t + \Delta\tau(v; R_i, \theta_i); R, \theta) e^{j\omega_c \Delta\tau(v;R_i,\theta_i)} dv \end{aligned} \quad (4.30)$$

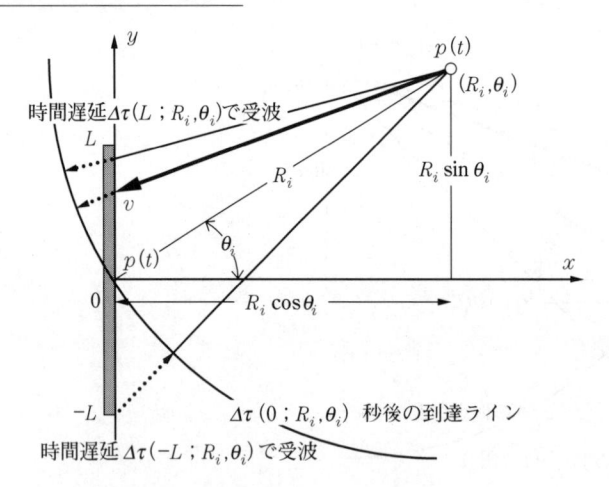

図 4.18 受波形フォーカスの模式図（開口 $2L$）

となり（受波時間遅延形），式 (4.28) と等価なフォーカスモデルが構成でき，点 (R_i, θ_i) からの波動情報が選択的に受波できることを示している。

また，式 (4.30)は受波時間遅延の代わりに受波位相遅延

$$k\Delta l(v; R_i, \theta_i) = \omega_c \Delta \tau(v; R_i, \theta_i)$$

を用いて

$$s(t; R, \theta) = \int_{-L}^{L} s_v(t; R, \theta) e^{jk\Delta l(v; R_i, \theta_i)} dv \tag{4.31}$$

と表現することも可能であることがわかる（受波位相遅延形）。

4.4.5　電子ビーム走査法

〔1〕　音響レンズと電子フォーカス

ここで，式 (4.28) また式 (4.29) は，送波超音波を (R, θ) に収束させるには，収束点を中心とし，座標原点からの距離 R を半径とする円周上に無数のポイント振動子を並べればよいことを示している。

よって，実際に円形の単板振動子を凹面状に加工して伝搬経路を等しくすれば，超音波ビームが生成できることがわかる。また，物理的な伝搬経路の長さを変えなくても，伝搬時間を等しくすればいいから，経路上に伝搬速度を調整する物質を挿入してもよい。これは音響レンズと呼ばれているが，伝搬速度が速くなる物質を利用すると凹形，遅い場合は凸形になる（図 4.19）。

さらに，アレイ振動子の場合には実際にポイント振動子の駆動時間を変えれば，超音波ビームが生成できる。この手法は電子フォーカスと呼ばれており，本項ではリニア走査とセクタ走査においてビーム生成と走査を組み合わせて解説する。

なお，これまで送波音場 x-y 平面内に限定する手法について説明しなかったが，アレイ振動子を利用したプローブの場合でも，通常，音響レンズを利用して z 軸方向の音場を絞っていることに留意して欲しい。

4.4 ビームフォーミング

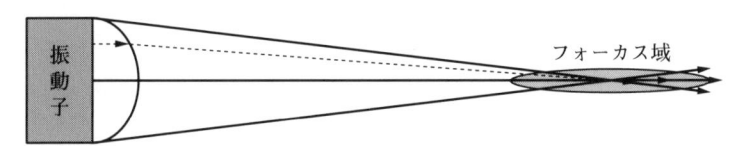

図4.19 音響レンズとビーム形成例

(a) レンズ材料の伝搬速度が遅い場合

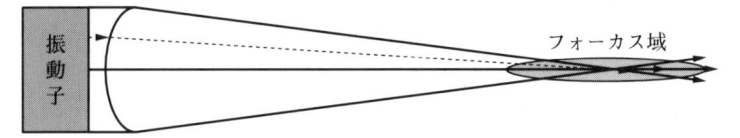

(b) レンズ材料の伝搬速度が速い場合

〔2〕 方位方向の分解能

ここでは，受波時間遅延形のフォーカスによって動作している場合の方位分解能 (超音波ビームの広がりを評価する指標) を求めておく。

フォーカス方向以外の反射体 (R, ϕ) $(\theta \neq \phi)$ からのエコー信号は

$$s_v(t + \Delta\tau(v; R, \theta); R, \phi)$$
$$= p(t + \Delta\tau(v; R, \theta) - \tau(v; R, \phi))$$
$$= p(t + T(v : R, \phi) - \tau(0; R, \theta))$$

となる。ただし，$T(v; R, \phi) = \tau(v; R, \theta) - \tau(v; R, \phi)$ である。ここから，受波時間遅延形の複素振幅は

$$S(\omega; R, \phi) = \int_{-L}^{L} P(\omega) e^{-j\omega\tau(0; R, \theta)} e^{j\omega T(v; R, \phi)} dv$$
$$= e^{-j\omega\tau(0; R, \theta)} \frac{e^{jk(\sin\theta - \sin\phi)L} - e^{-jk(\sin\theta - \sin\phi)L}}{jk(\sin\theta - \sin\phi)}$$
$$= e^{-j\omega\tau(0; R, \theta)} 2L \frac{\sin(kL(\sin\theta - \sin\phi))}{\sin\theta - \sin\phi} \quad (4.32)$$

で与えられる。この式 (4.32) は，(R, θ) の方位同定パターンの (R, ϕ) への感度の強さを示しており，受波アレイの指向特性パターンと呼ばれている。

【例題4.6】 受波の方位感度を与える式 (4.32)において，$\theta = 30°$, $L = 2$ cm とした場合の受波特性を求めよ。

【解】 複素関数部の大きさは1であるから
$$2L \frac{\sin(kL(\sin\theta - \sin\phi))}{\sin\theta - \sin\phi}$$
部分のみの大きさを計算すればよい。この結果を図4.20(横軸：ϕ，縦軸：$S(\omega; R, \theta)$ のパワーを dB 表現) に示す。
◇

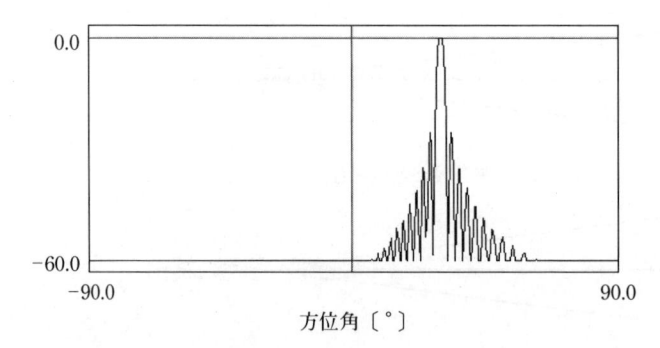

図 4.20 例題 4.6 の受波の指向特性パターン例(プログラム 13)

〔3〕 リニア走査とセクタ走査

アレイ振動子の電子フォーカス音場は式 (4.28) の u を離散配置した

$$r(t; R, \theta) = \sum_{l=-I}^{I} p(t - \tau(l\Delta u; R, \theta) + \Delta\tau(l\Delta u; R_i, \theta_i)) \tag{4.33}$$

に従って送波フォーカス処理し，受波フォーカス処理も実施した送受波フォーカスによって生成されるが，本項では送波フォーカスのみ説明する．

まず，リニア走査の超音波ビーム音場は，図 4.21(a) に示すように，ポイント振動子を $(0, u_l)$ $(u_l = l\Delta u, |l| = [0, 1, \ldots, I])$，に配置したアレイ振動子で生成する．リニア走査の場合には，アレイ振動子の一部，例えば，$l + |l'|$ $(l' = [0, 1, \ldots, I'], I' \ll I)$ の振動子群を選択し，l 番目の振動子直下，アレイ面に対して垂直方向 $(\theta = \theta_0 = 0)$ にフォーカスするように送受波する時間 (位相) 遅延を実現しながら，順次励起する振動子群を電子的に切り替えていくと，励起した振動子群の直下に超音波ビームを形成していくことができ，電子式リニア走査が実現できる．このため，広い計測領域内を走査するには長いアレイ振動子が必要となる．

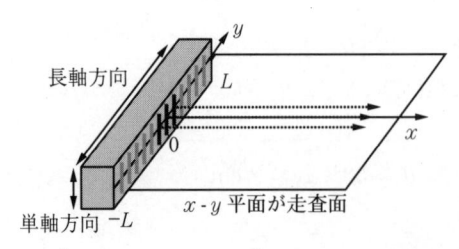

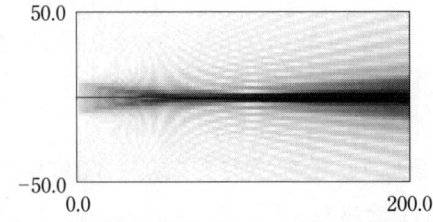

(a) アレイプローブと座標系　　(b) ビーム形状(プログラム14)

図 4.21 例題 4.7 の電子式リニア走査例

【例題 4.7】 $L = 10$ mm, $I = 10$, $f_c = 1$ MHz のアレイプローブ中心を座標原点におき，プローブ直下にフォーカス点〔点 (100 mm, 0 mm)〕を選んで送波したときのリニア走査におけるパルス超音波の通過域を求めよ。

【解】 ここでは，パルス通過域を超音波強度の時間的トレースで表現する。実際，MKS単位系で表現した
$$r(t; R, \theta) = \sum_{l=-I}^{I} p(t - \tau(u_l; R, \theta) + \Delta\tau(u_l; 0.1, 0))$$
を $t = nT_s$ ($T_s = 10^{-7}$ s) で順次計算し，その時間的経緯から $r(t; R, \theta)$ の最大強度をトレースした結果を図 4.21(b) に示す。 ◇

また，電子式セクタ走査は音響窓が小さい場合に利用するから，長さが短いアレイ振動子が使用され，方位方向を制御して超音波ビーム音場の生成することになる。実際，$(0, u_l)$ ($u_l = l\Delta u, |l| = [0, 1, \ldots, I]$) に配置した図 4.22(a) のすべての振動子に方位方向 θ_i に向かって送波フォーカスするように時間 (位相) 遅延を与えて，電子式セクタ走査を実現している。

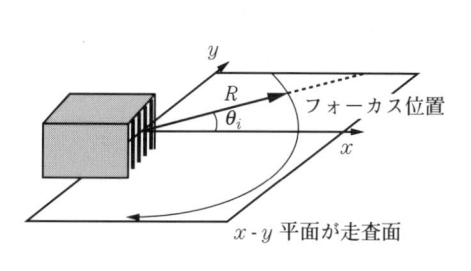

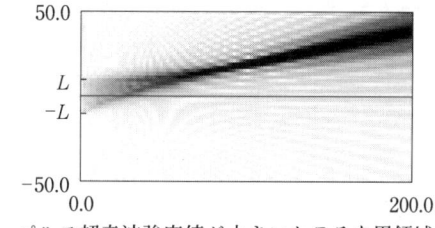

(a) アレイプローブと座標系　　(b) ビーム形状 (プログラム14)

図 4.22 例題 4.8 の電子式セクタ走査例

【例題 4.8】 $L = 10$ mm, $I = 10$, $f_c = 1$ MHz のアレイプローブ中心を座標原点におき，点 (100 mm, 20 mm) にフォーカス点を選んで送波するセクタ走査におけるパルス超音波の通過域を求めよ。

【解】 実際，$\tan\theta = 1/5$ となる θ_i を用いて MKS 単位系で表現した
$$r(t; R, \theta) = \sum_{l=-I}^{I} p(t - \tau(u_l; R, \theta) + \Delta\tau(u_l; 0.1, \theta_i))$$
を順次計算し，その時間的経緯から $r(t; R, \theta)$ の最大強度をトレースした結果を図 4.22(b) に示す。ただし，N は振動子数とする。 ◇

〔4〕 パルス超音波ビームのモデル

理想的なパルス超音波は，進行方向に1波長の長さをもつパルス波である。また，進行方向に垂直な平面内では広がりをもたないことから，その進行経路が3次元空間内の直線になる超音波を意味する。

しかし，実際には生成できるパルス超音波は直線ではなく広がりのある形状をしている。ここでは，送波形フォーカスを実現する式 (4.33) を応用して，リニア走査とセクタ走査におけるパルス送波した超音波の通過域 (ビーム形状) を求めてみよう。

まず，式 (4.33) を

$$r(t; R, \theta) = \sum_{l=-I}^{I} p_a(t - \tau(l\Delta u; R, \theta) + \Delta\tau(l\Delta u; R_i, \theta_i)) \tag{4.34}$$

のようにパルス送波の式に書き換える。つぎに，フォーカス位置を (R_i, θ_i) として，対応する時間遅延 τ を計算し，$r(t; R, \theta)$ を求めればよい。

【例題 4.9】 直前の例題と同じ条件下でフォーカス点に到達したときのリニア走査パルス形状を調べよ。またセクタ走査パルス形状についても調べよ。

【解】 パルス先端がフォーカス位置 (100 mm, 0 mm) に到達した時刻でのリニア走査パルス超音波形状を図 4.23(a) に示す。なお，図 (b) はフォーカス位置近傍を拡大した様子である。

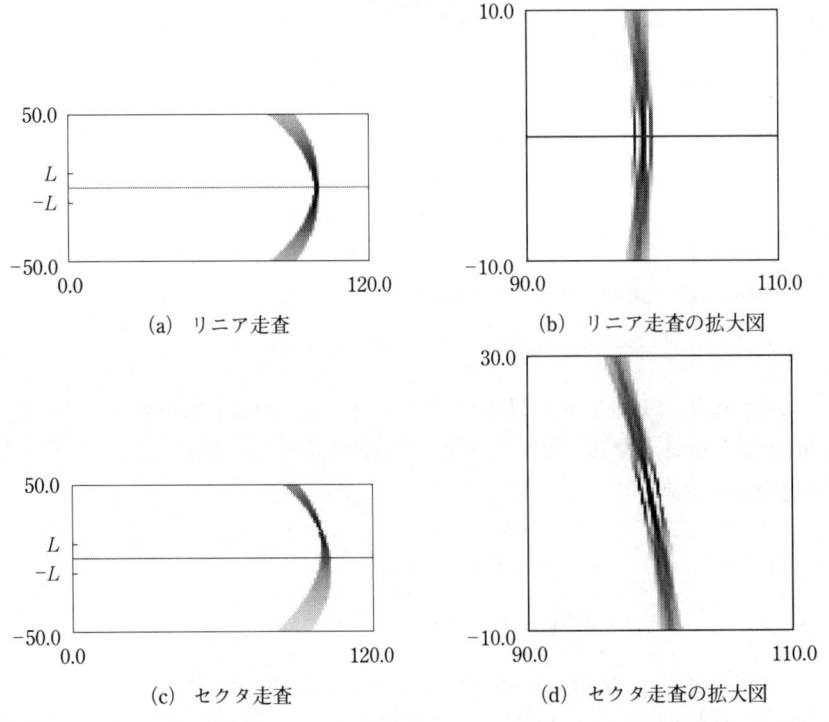

(a) リニア走査

(b) リニア走査の拡大図

(c) セクタ走査

(d) セクタ走査の拡大図

図 4.23 例題 4.9 のアレイ振動子の 1 波長余弦波パルス超音波音場例
(プログラム15：$f_3 = 1$ MHz)

また，セクタ走査のフォーカス位置である (100 mm, 20 mm) に到達した時刻の超音波ビーム形状を図 (c)，パルス形状を図 (d) に示す。

この結果，プローブ直下にフォーカスする場合に比べて，斜め方向にビームを向けた場合にはパルス超音波は方位方向への広がりが増大することがわかる。一般に，受波時にフォーカス位置を時間的に変化させるダイナミックフォーカスを実施するなどの技術的な工夫で改善が可能であるが，アレイ振動子における方位分解能の向上は基本的に内在する問題点である。なお，プログラム 15 は，開口径 L がパラメータで与えてあるから，方位分解能と開口径の関係を調べることができ，開口径を大きくすると方位分解能が向上することも確かめられる。　　　　　　　　　　　　　　　　　　　　　　　　　　　　　◇

4.5　合成開口トモグラフィ*

4.5.1　概　　　要

走査式映像法では，計測断面に時間的ずれが生じる，距離分解能が送波パルス幅で制限される，方位分解能がビーム幅で決まる，という欠点が生じる。これらの諸問題を克服するために，人間の視覚のような同時式映像法の研究が進展している。4.4.4 項で記述したようにディジタル信号処理の導入は，同時に多方向からの血流情報が計測できる多重ビームの形成を容易にしたことから，マルチプロセッシング技術を導入して図 4.24 のようなシステムを構成すれば，容易にフレームレートの向上が実現できる (すでに導入している市販の装置もある)。

このとき，必要な方位方向のビーム数だけプロセッサを準備すれば，2 次元画像の計測にビーム走査を必要としないことがわかる。しかし，送波時に多方向をフォーカスすることは困難であり，たかだか左右 2 方向 (図では上下で示す 2 方向) 程度が限度であるし，同じ搬送周波数を利用すると，相互の干渉現象が問題になる。このため，計測領域全体に超音波を送波して受波フォーカスを多方向に実施するコンピュータ援用映像法が考案されている〔文献 30),31) など〕。このほか，超音波コンピュータトモグラフィなどと呼ばれる手法もあるが，基本的には，指向性のない超音波を広く計測場に送波して，同じく指向性をもたずに計測場のあらゆる方向から

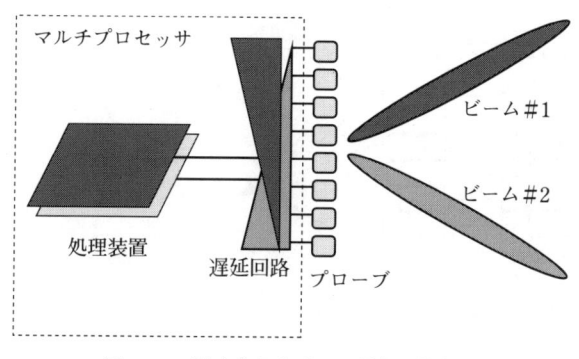

図 4.24　同時式多重ビーム形成の模式図

戻ってくるエコー信号を受波する手法であり，方位分解能の向上と距離分解能の向上，また同時映像場の生成が期待できることから，ここでは合成開口トモグラフィと総称する。

4.5.2 瞬時映像法

合成開口トモグラフィの基本である広い領域に送波する超音波は，平面波でも球面波でも超音波の伝搬経路がたどりやすい種類の波であれば，その種類は問わない。本項では，単一のポイント送波子と2次元受波アレイ振動子を準備すれば，計測時のビーム走査が不用で，3次元空間情報が瞬時に計測できるという利点をもっている瞬時映像法の原理を2次元モデルで説明する (図 4.25)。

まず，1次元アレイ振動子中央部から半円状に広がるパルス超音波を送波する。図のように二つの反射体が存在すると，それぞれのエコー信号がアレイ振動子に戻ってくる。つぎに，各振動子ごとに準備した A-D 変換器とウェーブメモリを準備し，エコー信号を蓄積するが，反射体位置によってエコー信号が返ってくる時間が異なるから，メモリ場所が異なり，メモリ場所と反射位置は一対一対応していることがわかる。最後に，計測対象領域を量子化して断層面をピクセルで構成すると，各ピクセル位置とメモリ場所の組合せはあらかじめわかっているから，対応するメモリの格納値を加算して，断層面情報を再生する (図では白の位置のメモリの格納値を加算して白反射体を再生)。

原理的には，受波フォーカス技術によって方位分解能を獲得するという非常に簡単な手法であるが，強力な球面波の送波技術やエコー信号のマッチドフィルタ処理法など未解決の問題が多く残っているし，反射体が密集して存在する医用計測の場合，メモリの値は送波子と受波子を焦点とする楕円上にある反射体からのエコー信号を含んでいることから，鮮明な画像を得るための処理手法も現在開発中の技術である (6.6.5 項参照)。しかし，体表に広く分布した振動子で受波すれば，結果的に開口が大きなプローブを構成することが可能であり，方位分解能の向上やフレームレートの向上，また3次元立体計測に不可欠の技術になると考えられる。

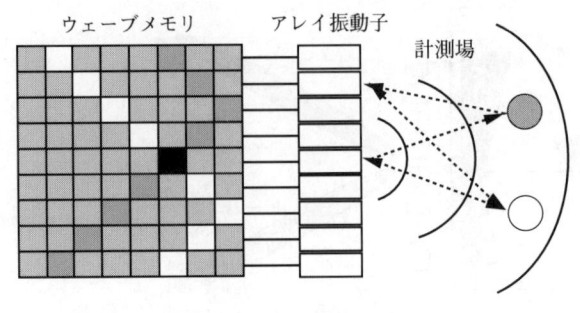

図 4.25 瞬時映像法の原理図

演 習 問 題

【1】 **エコーロケーションについて**　反射係数 $f_1 = f_2 = F$ の二つの反射体がパルス超音波の進行方向に d cm だけ離した 1 次元計測場に設置してある。

1) このとき，1 波長余弦波パルスを送波するパルスエコー法で計測したエコー信号を式 (4.17) を参考にして導け。ただし，最初の反射体は送受波位置から 5 cm の位置にあり，搬送周波数は $f_c = 1$ MHz，超音波の伝搬速度は $C = 1\,500$ m/s とせよ。

2) $d = 0.75$ cm のときのエコー信号の概形を図示せよ。

【2】 **ビームフォーミングについて**　アレイ振動子の最も簡単な例として開口の両端にのみポイント振動子をおいたとき，つぎの間に答えよ。ただし，開口は 2 cm として開口中心を座標原点におき，$C = 1\,500$ m/s とせよ。

1) それぞれの振動子から 1 MHz の 1 波長余弦波パルスを送波し，フォーカス位置を点 (10 cm, 0 cm) とした場合のフォーカス位置におけるパルス音場形状を式 (4.34) を参照して計算せよ。

2) 点 (10 cm, 0 cm) からのエコー信号をとらえるための受波フォーカスの式を求めよ。

【3】 **ビームフォーミングについて**　アレイ振動子を用いて電子フォーカスするとき，方位分解能を向上する手法を数学的な観点から記述せよ。

【4】 **ターゲットの分布条件について**　パルスエコー法が適用できる計測場の条件を数学的な観点から記述せよ。

【5】 **エコーロケーションについて**[*]　パルスエコー法の距離分解能について，つぎの間に答えよ。

1) 基本波パルス信号の自己相関関数を計算して，マッチドフィルタを利用したときの距離分解能を推定し，帯域幅から推定した式 (4.16) と比較せよ。

2) チャープパルス信号の自己相関関数を計算して，マッチドフィルタを利用したときの距離分解能を推定し，帯域幅から推定した式 (4.15) と比較せよ。

5

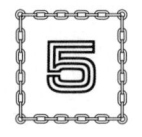

ドプラフローメトリ

本章では，移動速度の計測原理，周波数推定や流量計測手法など周波数分析を中心としたディジタル信号処理技術を紹介する．

5.1 はじめに

反射体の位置を同定するBモード法と並んで医用超音波の代表的な手法に，移動物体が生成するドプラ偏移周波数から反射体の移動速度を推定するドプラ法がある．里村(1919-1960)は1956年に流れとともに移動する赤血球が生み出すドプラ偏移周波数(Doppler shift frequency)から血流速度が計測できることを実証し，心臓や血管の機能を可視化する手段，連続波ドプラ法(continuous wave Doppler method)，を開発した[32),33]．その後，この血流速度計測技術は，計測部位が特定できるパルスドプラ法(pulse Doppler method)から，多チャネル計測とビーム走査を組み合わせたフローマッピング(flow mapping)と呼ばれる流れの可視化技術につながり，現在ではリアルタイムで断層面の流速を画像化するカラードプラ法が実用化されている．

5.2 血流計測法

5.2.1 連続波ドプラ血流法

連続波ドプラ血流計は，連続波発振部，プローブ，信号前処理部，周波数分析部，表示部から構成される(図5.1)．

超音波を連続的に送波し続ける必要があることから，プローブは，送波用単板振動子と受波用単板振動子を別々に装備し，それぞれ音響レンズで超音波音場を収束させている．伝搬音場に存在する運動反射体(主として赤血球)によるドプラ偏移を受けたエコー信号を受波し，信号前処理部で流れ方向判別用信号を生成して，周波数分析部に入力する．周波数分析部では，(アナログ)ソナグラムまたは後述するFFTを利用して時間的に変化するパワースペクトルを求め，表示部に入力して表示する．

本手法の特徴は，計測に伴う周波数折返しがなく，計測可能な流速に制限がない

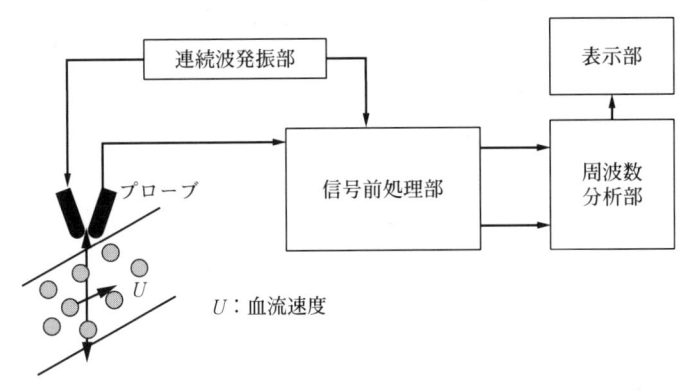

図 5.1 連続波ドプラ血流計のブロック図

ことにあり，高速流の計測には適しているが，送波音場と受波音場の重なりが広いことから，計測場所が特定できない欠点がある．なお，場所を特定するには，送波用プローブと受波用プローブを別々に準備して，送波音場と受波音場の設定に自由度をもたせる方法をとることもあるが，計測部位の変更には，二つのプローブの機械的な位置変更が必要となる．

5.2.2 パルスドプラ血流法

送波超音波をパルス化することによって，反射部位を同定することができる．血流計測の場合，方形波パルスに，正弦波や余弦波[34]，チャープ信号，疑似ホワイトノイズ (M 系列)[28] などを畳み込むことによって場所同定が可能になる変調ドプラ法と呼ばれる手法が開発されている．

現在，最も多用されているパルスドプラ血流計のブロック図を図 5.2 に示すが，パルス発振部，単一のプローブ，ディジタル周波数分析部などが，連続波ドプラ血流計とは異なっている．まず，パルス発振部からプローブ内の振動子にインパルス状の駆動信号を印可することにより，振動子の厚さで決まる固有振動数 (周波数) の

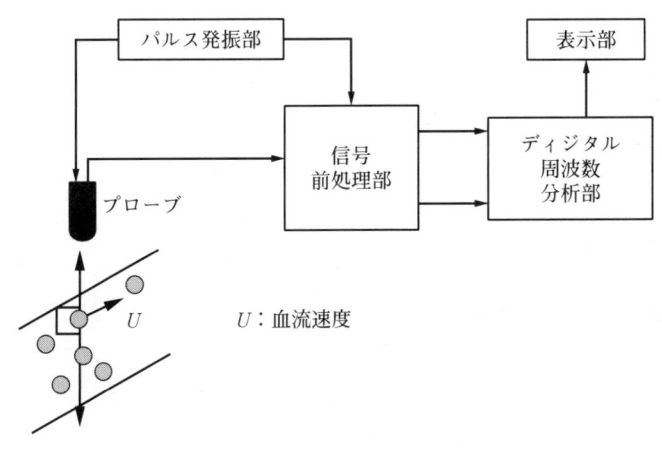

図 5.2 パルスドプラ血流計のブロック図

超音波パルス (2～3 波長) を送波し，計測場からのエコー信号を同じ振動子で受波する．つぎに，連続波ドプラ血流計と同様の信号前処理部を経て，計測対象部位に相当する時間遅れを実現する可変時間ゲートや A-D 変換器およびコンピュータなどから構成されるディジタル周波数分析部に入力され，分析結果であるエコー信号のパワースペクトルが表示部に表示される．

なお，本手法の長所としては，計測部位が厳密に設定できる，プローブは送受波兼用であること，などが，また欠点としては，ドプラ周波数に上限があることから高速流の計測には不向きであるということがあげられる．

5.2.3　カラードプラ血流法

パルスドプラ血流計に，パルス超音波の伝搬経路上の血流速度分布を計測するためのディジタル信号処理部，超音波ビームを走査するための電子ビーム走査回路，構造物の断層像情報を処理するための B モード用信号処理回路を付加することにより，パルスエコー断層法のように 2 次元平面内での血流速度情報と内臓組織情報を計測することができる装置が，カラードプラ血流計であり，わが国で発明された世界に誇るユニークな医用装置である (**図 5.3**)[35])．

詳細は，5.5 節や 6 章において記述するが，動き情報を検出するために同じ方向に複数回パルス超音波ビームを送波する必要があることから，B モードエコー断層法に比べて画像の計測レート (フレームレート) が低下するという欠点がある．この問題を克服するには，方位方向の同定をビーム形成法ではなく，合成開口法で実現する手法を導入する必要がある (4.5 節参照)．

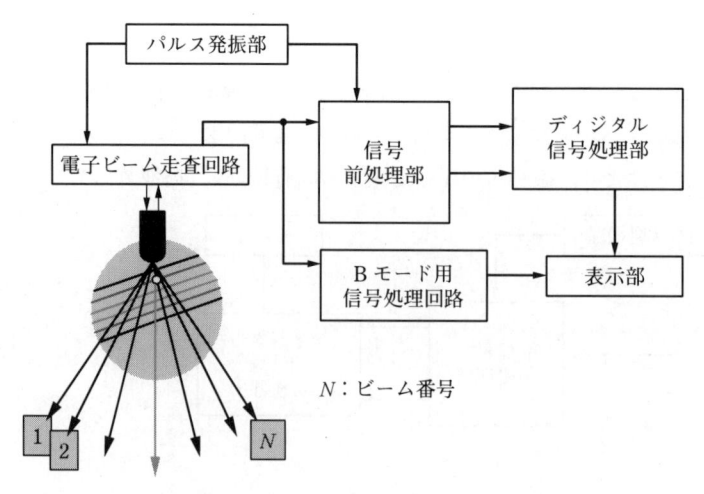

図 5.3　カラードプラ血流計のブロック図

5.3 ドプラ信号モデル

5.3.1 連続波ドプラ信号

図 5.4 のように，送波子を $p(t) = \cos 2\pi f_c t$ で継続駆動し，速度 U で移動する反射体に向けて角度（ドプラ角度）θ_1 で送波したとき，移動体と角度 θ_2 をなす方向に設置した受波子で検出したドプラ偏移周波数 f_d は

$$f_d = f_c \left(\frac{C}{C - (\pm U(\cos\theta_1 + \cos\theta_2))} - 1 \right) \simeq \pm \frac{f_c}{C} U(\cos\theta_1 + \cos\theta_2)$$

で表現できることは 2 章で説明した。ただし，復号は同順で，+が送受波子に向かう移動体成分，−は遠ざかる成分によるものとする。

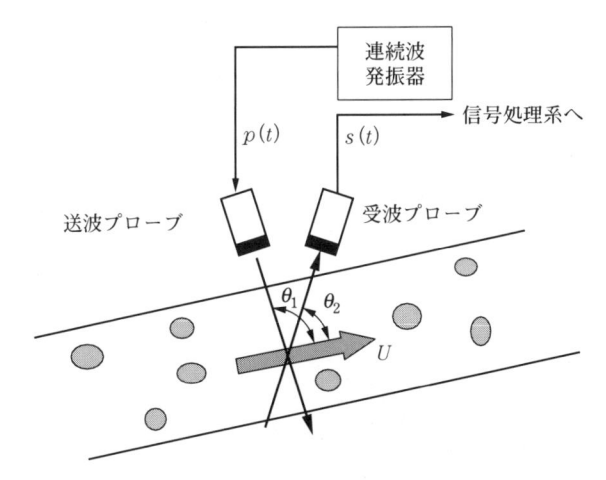

図 5.4 連続波ドプラ信号の生成モデル

よって，A を移動体成分のエコー信号振幅とすると，移動反射体からのエコー信号（ドプラエコー信号）は次式で表現できることがわかる。

$$s(t) = A\cos 2\pi(f_c \pm f_d)t \tag{5.1}$$

5.3.2 パルスドプラ信号

反射部位を同定するためには，前章のエコーロケーション技術で説明したように，1 波長余弦波パルス超音波を送波するのが最も容易である。しかし，周波数を検出するには繰り返し送波する必要があるから，このパルス繰返し周期を T_R とし，次式で送波信号を定義する。

$$p_a(t) = \sum_{m=0}^{[t/T_R]} a(t - mT_R)\cos 2\pi f_c t$$

ただし

$$a(t) = \begin{cases} 1 & t = \left[0, \dfrac{\lambda}{C}\right] \\ 0 & \text{otherwise} \end{cases}$$

なお，送波パルスはパルス繰返し周期 T_R 内の最大伝搬距離 $L_{\max} = CT_R/2$ 以上には伝搬しないと仮定し，反射位置は l_i とする。ここで，添字 i は後述の多チャネルドプラ信号に対応するために使用しており，反射部位を明示するパラメータである。

時刻 $\tau_i = 2l_i/C$ に場所 $[l_i - \lambda/4, l_i + \lambda/4]$ の中央に存在している反射物体が，$u_i = U_i \cos\theta$ となる速度成分で，座標原点に設置した送受波子に対して移動している場合，m 番目に送波したパルス波によるエコー信号 $s_a(t)$ の立上り時刻は

$$mT_R + \frac{2(l_i - (\pm u_i)mT_R)}{C}$$

となるから

$$t_{m,i} = mT_R + \frac{2l_i}{C}$$

とおいて

$$s_a(t) = A_i \sum_{m=0}^{[t/T_R]} a\left(t - t_{m,i} \pm \frac{2u_i mT_R}{C}\right) \cos 2\pi f_c \left(t - t_{m,i} \pm \frac{2u_i mT_R}{C}\right)$$

となる信号列を得ることができる（図 5.5）。なお，復号は連続波ドプラ信号と同様，＋が送受波子に向かう移動体成分，－が遠ざかる移動体成分によるものとする。

よって，ドプラ偏移周波数 $f_{d,i}$ は

$$f_{d,i} = \frac{2f_c u_i}{C} = \frac{2f_c U_i}{C} \cos\theta \tag{5.2}$$

で定義でき，結局

$$s_a(t) = A_i \sum_{m=0}^{[t/T_R]} a\left(t - t_{m,i} \pm \frac{2u_i mT_R}{C}\right) \cos 2\pi (f_c(t - t_{m,i}) \pm f_{d,i} mT_R) \tag{5.3}$$

となるパルスドプラ信号の表現が得られる。

ここで，式 (5.2) と式 (5.3) の添字 i に，$1 \sim J$ を入れると，J 個の異なる計測部位のドプラ信号，いわゆる多チャネルドプラ信号が表現できることがわかる（図

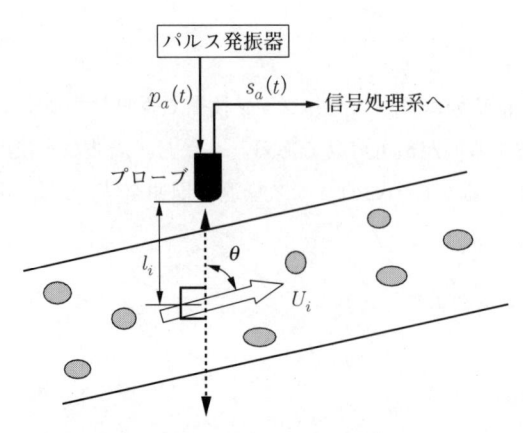

図 5.5 パルスドプラ信号の生成モデル

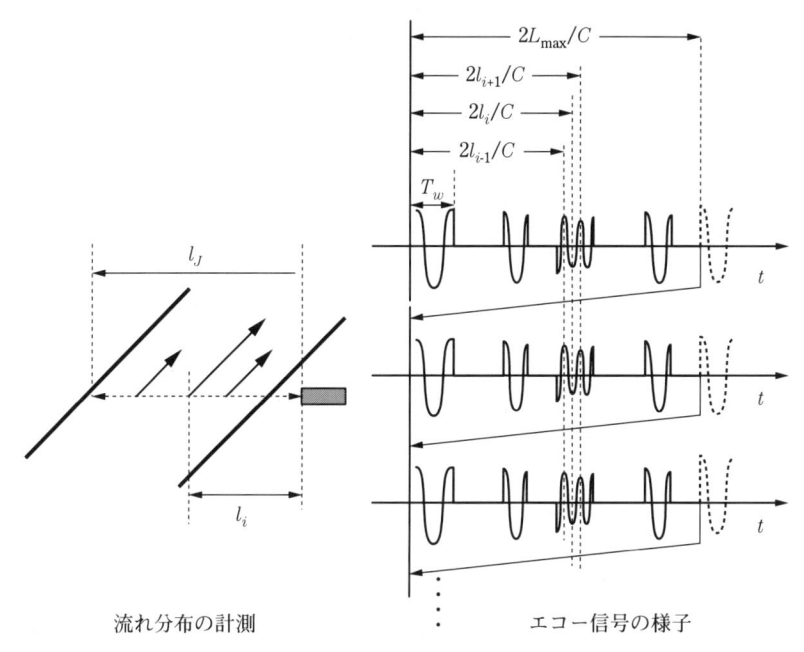

図 5.6 多チャネルドプラ信号の生成モデル

5.6)。多チャネルドプラ信号は，流れの 2 次元平面情報を計測するカラードプラ法を理解するうえで重要な信号である。

5.4 信号の前処理法

5.4.1 概　　要

式 (5.1)の周波数帯域は $[f_c - f_d, f_c + f_d]$ であるから，このままの形で周波数分析することは得策ではない。例えば，$f_c = 1$ MHz, $f_d \in [-10$ kHz, 10 kHz] として，ドプラ周波数の分析を 100 Hz ごとに実施するには，1 MHz 付近で帯域が 100 Hz 以下のバンドパスフィルタが必要となるが，これは現実的な解ではない。

ドプラフローメトリのベースバンドへの移行処理には，流れの方向判別処理が含まれており，最初は中間周波数方式が利用されていた。

例えば，連続波ドプラ信号の場合には，$|f_d|$ の最大帯域に等しい中間周波数 f_0 を導入して，式 (5.1)のドプラ信号とミキシングした後，$[0, f_0 + |f_d|]$ の通過域をもったローパスフィルタに通して

$$s_0(t) = A_t \cos 2\pi(f_0 + f_t)t + A_r \cos 2\pi(f_0 - f_r)t$$

となる信号を作成する手法である。ただし A_t は送受波子に近づく移動体成分による反射強度，A_r は送受波子から遠ざかる移動体成分による反射強度，f_t は送受波子に近づく移動体成分によるドプラ偏移周波数，f_r は送受波子から遠ざかる移動体成分によるドプラ偏移周波数である。

この信号をアナログフィルタで分析すればよいが，平均周波数やパワースペクトルを数値化するには，ディジタル処理のほうが安定で容易である。このためには，最大ドプラ偏移周波数を $f_{\max}$ としたとき，$T_s = 1/(2(f_0 + f_{\max}))$ となる標本周期でA-D変換して時系列

$$s_0[n] = A_t \cos 2\pi(f_0 + f_t)nT_s + A_r \cos 2\pi(f_0 - f_r)nT_s$$

をコンピュータに入力するが，現在では，中間周波数の発生回路などが不要で，ディジタル処理のフレキシビリティが生かせる次項の直交検波方式が一般的な手法となっている。

5.4.2 直交検波
〔1〕 連続波ドプラ信号

直交検波方式は，エコーロケーションで説明したマッチドフィルタ処理と同様の操作であり，式 (5.1) と送波と同相の信号 $\cos 2\pi f_c t$，また $\pi/2$ だけ位相が異なる信号 $\sin 2\pi f_c t$ を，それぞれミキシングする手法である（図 5.7）。

実際，この処理は

$$\begin{aligned} s_I(t) &= 2s(t) \cdot \cos 2\pi f_c t \\ &= A(\cos 2\pi(2f_c + f_d)t + \cos 2\pi f_d t) \\ s_Q(t) &= 2s(t) \cdot \sin 2\pi f_c \\ &= A(\sin 2\pi(2f_c + f_d)t - \sin 2\pi f_d t) \end{aligned}$$

と表現できる。

つぎに，このミキシング出力 $s_I(t)$ と $s_Q(t)$ を，$2f_c$ 付近の高調波成分を除去するためのローパスフィルタに入力すると，その出力信号は

$$\begin{aligned} x_I(t) &= \text{lowpass}\{s_I(t)\} \\ &= A \cos 2\pi f_d t \\ &= A_t \cos 2\pi f_t t + A_r \cos 2\pi f_r t \\ x_Q(t) &= \text{lowpass}\{s_Q(t)\} \\ &= -A \sin 2\pi f_d t \\ &= -A_t \sin 2\pi f_t t + A_r \sin 2\pi f_r t \end{aligned}$$

となるから，$f_N = 2|f_d|$ 以上の標本化周波数 f_s で A-D 変換すれば，標本化定理が

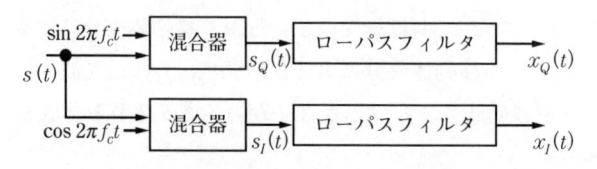

図 5.7 直交検波方式のブロック図

満たされ

$$x_I[n] = A_t \cos 2\pi f_t nT_s + A_r \cos 2\pi f_r nT_s \qquad (5.4)$$
$$x_Q[n] = -A_t \sin 2\pi f_t nT_s + A_r \sin 2\pi f_r nT_s \qquad (5.5)$$

となるドプラ時系列が収集可能となる．例えば，前述の例の場合には，$f_d \in [-10\text{ kHz}, 10\text{kHz}]$ であるから $f_s =20$ kHz の A-D 変換器でよいことが理解できよう．

〔2〕 **パルスドプラ信号**

連続波モデルの場合と同様に，式 (5.3) を $\cos 2\pi f_c t$ と $\sin 2\pi f_c t$ でミキシングした後，ローパスフィルタを通して次式を得る．

$$\begin{aligned}x_{a,I}(t) &= \text{lowpass}\{2s_a(t)\cos 2\pi f_c t\} \\ &= \sum_{m=0}^{[t/T_R]} a\left(t - t_{m,i} \pm \frac{2u_i m T_R}{C}\right) A_i \cos 2\pi(\pm f_{d,i} m T_R - f_c t_{m,i})\end{aligned} \qquad (5.6)$$

$$\begin{aligned}x_{a,Q}(t) &= \text{lowpass}\{2s_a(t)\sin 2\pi f_c t\} \\ &= -\sum_{m=0}^{[t/T_R]} a\left(t - t_{m,i} \pm \frac{2u_i m T_R}{C}\right) A_i \sin 2\pi(\pm f_{d,i} m T_R - f_c t_{m,i})\end{aligned} \qquad (5.7)$$

ここで，$t_{n,i} = nT_R + \tau_i$ で標本化し，式 (5.4) と式 (5.5) と同様に移動体の方向別成分を明記して，かつ，$\phi_i = 2\pi f_c t_{m,i}$ とおいて整理すると

$$\begin{aligned}x_{I,i}[n] &= x_{a,I}(t_{n,i}) \\ &= a\left(\frac{2u_i nT_R}{C}\right) A_{t,i} \cos(2\pi f_{t,i} nT_R - \phi_i) \\ &\quad + a\left(\frac{-2u_i nT_R}{C}\right) A_{r,i} \cos(-2\pi f_{r,i} nT_R - \phi_i) \\ &= A_{t,i}(\cos\phi_i \cos 2\pi f_{t,i} nT_R + \sin\phi_i \sin 2\pi f_{t,i} nT_R) \\ &\quad + A_{r,i}(\cos\phi_i \cos 2\pi f_{r,i} nT_R - \sin\phi_i \sin 2\pi f_{r,i} nT_R)\end{aligned} \qquad (5.8)$$

$$\begin{aligned}x_{Q,i}[n] &= x_{a,Q}(t_{n,i}) \\ &= -a\left(\frac{2u_i nT_R}{C}\right) A_{t,i} \sin(2\pi f_{t,i} nT_R - \phi_i) \\ &\quad -a\left(\frac{-2u_i nT_R}{C}\right) A_{r,i} \sin(-2\pi f_{r,i} nT_R - \phi_i) \\ &= A_{t,i}(\sin\phi_i \cos 2\pi f_{t,i} nT_R - \cos\phi_i \sin 2\pi f_{t,i} nT_R) \\ &\quad + A_{r,i}(\sin\phi_i \cos 2\pi f_{r,i} nT_R + \cos\phi_i \sin 2\pi f_{r,i} nT_R)\end{aligned} \qquad (5.9)$$

となるパルスドプラ時系列が得られる．

パルスドプラ法においては，パルス送波の時点でドプラ信号をディジタル化しており，この標本周期が繰返し周期 T_R に等しいことになるから，ミキシング後のロー

パスフィルタの通過域は $[0, 1/(2T_R)]$ を満たせばよい．例えば，$L_{max} = 15$ cm の場合，送波パルスの繰返し周波数は 5 kHz となり，$[0, 2.5$ kHz$]$ の通過域をもてばよいことになる．

〔3〕 多チャネルドプラ信号

多チャネルドプラ信号の場合は，各チャネル別に信号を考えるとパルスドプラ信号の場合と同じであるが，式 (5.6) や式 (5.7) を標本化周期 $T_s = 2(l_{i+1} - l_i)/C$ で標本化して各チャネルごとのドプラ時系列を獲得することになるから，式 (5.6) と式 (5.7) が場所的な分解能を保有している必要がある．

つまり，パルス信号 $a(t)$ 成分の保存を要求していることと等価であり，このためには，ローパスフィルタの通過帯域は最低 $[0, 1/T_s]$ でなければいけないことになる（$l_{i+1} - l_i = 1.5$ mm の場合，$C = 1\,500$ m/s とすると $T_s = 2$ μs となるから，信号帯域は 500 kHz である）．

しかし，実際に必要な信号は，周波数 $1/T_s$ のまわりに存在するドプラ偏移周波数成分であるから，ローパスフィルタというよりは，移動しない反射対象物からの大振幅エコーとなる $1/T_s$ 成分を除去するくし形フィルタの使用が最適である．

5.4.3 固定部キャンセラ

移動速度が遅い反射体からの反射が，式 (5.1) の連続波ドプラ信号には低周波成分，また式 (5.3) のパルスドプラ信号にはパルス繰返し周波数の整数倍付近の成分に重畳してくる．このため，直交検波出力は，周波数分析する前にハイパスフィルタによって，この低い周波数成分をあらかじめ除去しておく必要がある．なお，この信号成分は静止体情報と見なすことができるが，遅い流速情報も含んでいるため，この低周波成分の振幅を流れ情報として表示するパワーモードに利用されることもある．

5.5 周波数分析法

5.5.1 概　　要

式 (5.4) と式 (5.5)，あるいは式 (5.8) と式 (5.9) で表される信号から，f_t や f_r，また A_t や A_r を推定して，移動体の速度を知るために利用される信号処理手法が，周波数分析またはパワースペクトル分析である．以前は，異なる中心周波数で構成されたアナログバンドパスフィルタを並べたソナグラムによって処理されていたが，現在では，ディジタル信号処理が利用されている．ディジタル信号処理によるパワースペクトル分析法の代表例に，パラメトリックな手法であるモデル法，ノンパラメトリックな手法である離散フーリエ変換法や可変時間窓関数法がある．

なお，血流速度計測にあたって留意しないといけない点は

1) 血流ドプラ信号は心拍動に同期して変化する非定常信号

2) 計測しながら分析可能なリアルタイム処理が重要
ということがある。

パラメトリックなスペクトル分析法は，信号 $x[nT]$ を定常過程と見なして自己回帰過程 (AR モデル)，移動平均過程 (MA モデル)，自己回帰移動平均過程 (ARMA モデル) などのモデル係数を計算する手法であるが，モデルの構造や最適次数の決定など，非定常過程である血流ドプラ法に応用するには問題点が多いので，本書では記述しない。

5.5.2 離散フーリエ変換法

まず，コンピュータを利用した周波数分析に最も多用されている離散フーリエ変換 (DFT) 法によるパワースペクトル分析を紹介する[36)]。これは，図 **5.8** のように現時点までの計測時系列 $\{x[m]\}$ から直前の N 個の時系列 $\{z[n]\}$ を取り出し，この時間区間は定常であると仮定して信号のスペクトルパワーを計算する方法で，ドプラ時系列信号を対象に，$n \in [0, N-1]$ として

$$z[n] = x[n+mN]w[n]$$

ただし

$$w[n] = \begin{cases} 1 & n \in [0, N-1] \\ 0 & \text{otherwise} \end{cases}$$

となる形式で抽出し，以下の分析を実行する。

なお，実際のドプラ信号は，式 (5.4) と式 (5.5)，または式 (5.8) と式 (5.9) を利用することになるが，後者の表現において $\phi_i = 0$ とおき，場所を表す添字 i を除けば，アルゴリズム的には等価になるから，処理の流れは後者のパルスドプラ信号で記述する。くどいようだが，時系列の時刻表示は，$z_{I,i}[0]$ や $z_{Q,i}[0]$ が分析する第 m ブロックの最初のデータ，$z_{I,i}[N-1]$ や $z_{Q,i}[N-1]$ が同ブロックの最後のデータを表している。

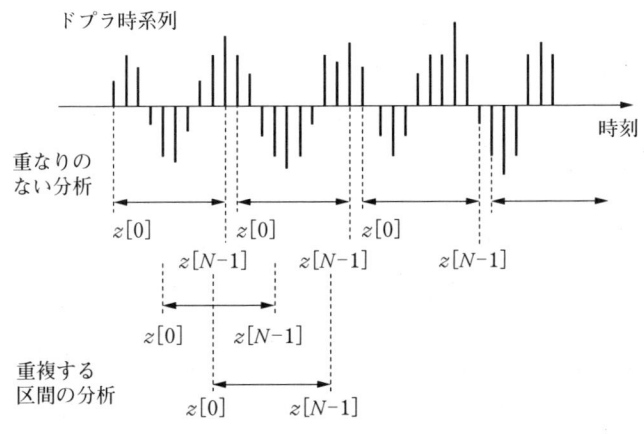

図 **5.8** 分析用のデータの取り出し方

ここで，実数関数の DFT の実数部はもとの実数関数の cos 成分，虚数部は sin 成分を表すことから，ドプラ時系列の DFT は

$$Z_{I,i}[k] = \sum_{n=0}^{N-1} z_{I,i}[n] e^{-j2\pi kn/N}$$
$$= (A_{t,i}[k] + A_{r,i}[k])\cos\phi_i + j(A_{t,i}[k] - A_{r,i}[k])\sin\phi_i$$
$$Z_{Q,i}[k] = \sum_{n=0}^{N-1} z_{Q,i}[n] e^{-j2\pi kn/N}$$
$$= (A_{t,i}[k] + A_{r,i}[k])\sin\phi_i + j(-A_{t,i}[k] + A_{r,i}[k])\cos\phi_i$$

となる．これらの式において，整数 $k \in [0, N-1]$ は，$z_{I,i}[n]$ や $z_{Q,i}[n]$ に含まれる周波数 $f_k = k\Delta f = k/(NT_s)$ を表し，$f_k = f_{t,i}$ なら $A_{t,i}[k] = A_{t,i}, A_{r,i}[k] = 0$，また $f_k = f_{r,i}$ なら $A_{r,i}[k] = A_{r,i}, A_{t,i}[k] = 0$，さらに $f_k \neq f_{t,i}, f_k \neq f_{r,i}$ なら $A_{t,i}[k] = A_{r,i}[k] = 0$ となることを示している．

よって，血流の方向別パワーは次式で計算できることがわかる．

$$P_{t,i}[k] = A_{t,i}^2[k]$$
$$= (\text{Re}(Z_{I,i}[k]) - \text{Im}(Z_{Q,i}[k]))^2 + (\text{Re}(Z_{Q,i}[k]) + \text{Im}(Z_{I,i}[k]))^2$$
(5.10)

$$P_{r,i}[k] = A_{r,i}^2[k]$$
$$= (\text{Re}(Z_{I,i}[k]) + \text{Im}(Z_{Q,i}[k]))^2 + (\text{Re}(Z_{Q,i}[k]) - \text{Im}(Z_{I,i}[k]))^2$$
(5.11)

また，DFT を利用した場合，周波数分解能 (分析可能な周波数間隔) Δf と分析ブロックの時間長 NT_s との間には

$$\Delta f NT_s = 1 \tag{5.12}$$

となる関係があるから，周波数分解能をよくするには分析ブロックの長さを大きくする．つまり長い時間区間を1ブロックとする必要がある (図 5.9)．しかし，拍動に伴って変化する血流から生じるドプラ信号は非定常であるから，あまり長くはできず，通常は 10 ～ 30 ms に設定している．したがって，連続波ドプラ信号とパルスドプラ信号の Δf を同程度に設定しても，標本周期が計測時に決まっているパルスドプラ信号と血流速度にあわせて A-D 変換時に設定可能な連続波ドプラ信号とでは，同じ時間長の時系列でもデータ数が異なることに注意しなければならない．例えば

(1) 連続波ドプラ時系列　　最大ドプラ偏移周波数を ± 25 kHz と予想して 50 kHz で標本化し，分析時間ブロックを 10.24 ms とした場合，$\Delta f \simeq 97$ Hz で $N = 512$

(2) パルスドプラ時系列　　約 15 cm を $L_{\max}$ に設定してパルス繰返し周波数を 5 kHz とし，分析ブロックの長さを 12.8 ms に選んだ場合，$\Delta f \simeq 78$ Hz で $N = 64$

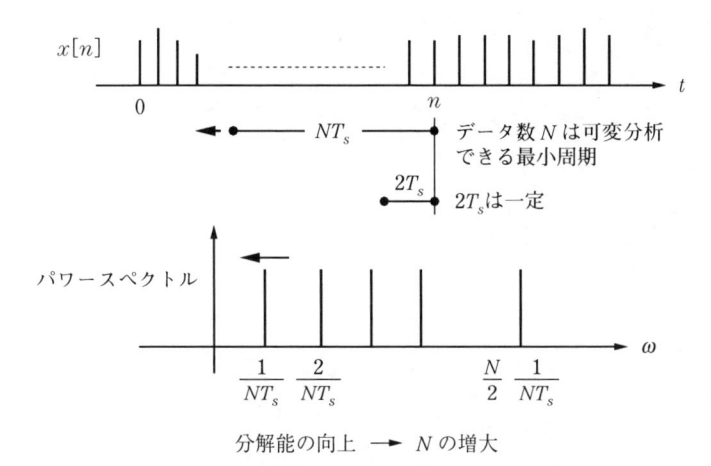

図 5.9 DFT におけるデータ長と周波数分解能

ということになる。

さらに，各ブロック内のパワースペクトルから平均ドプラ偏移周波数 $\hat{f}_{d,i}$ とその分散 $S_{d,i}$ が次式で計算できる。

$$\hat{f}_{d,i} = \frac{\sum_{k=0}^{N/2} f_k P_{t,i}[k] - \sum_{k=0}^{N/2} f_k P_{r,i}[k]}{\sum_{k=0}^{N/2} P_{r,i}[k] + \sum_{k=0}^{N/2} P_{t,i}[k]} \tag{5.13}$$

$$S_{d,i} = \frac{\sum_{k=0}^{N/2} (f_k - \hat{f}_{d,i})^2 (P_{t,i}[k] - P_{r,i}[k])}{\sum_{k=0}^{N/2} P_{r,i}[k] + \sum_{k=0}^{N/2} P_{t,i}[k]} \tag{5.14}$$

以上の計算には通常，FFT(fast Fourier transform，高速フーリエ変換，付録2参照) アルゴリズムを利用する。なお，図 5.10 に多チャネルドプラ法の8チャネル分の FFT 分析結果を示す。このとき，高速演算装置があれば，図のように各チャネルごとの流れ方向別のパワースペクトル $P_{t,i}[k]$ と $P_{r,i}[k]$ を計算した後，式 (5.13) の平均ドプラ偏移周波数や式 (5.14) の分散を算出して流れの2次元分布を描画するカラードプラ法に応用できるが，カラードプラ法はビーム走査と組み合わせて2次元平面内での速度分布を推定するため，同じ方向を長く観察して時系列信号を入手する必要がある DFT 法は不適であり，短い時系列のみで分析可能な瞬時周波数法 (5.5.4 項参照) が利用されている。

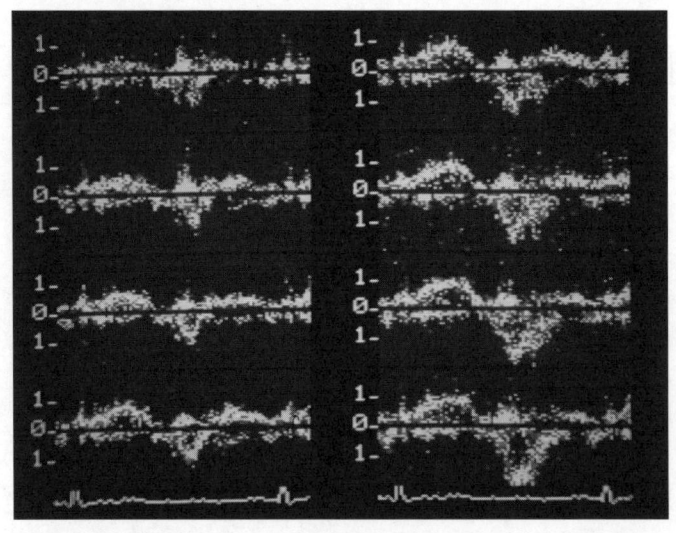

計測部位別に FFT 分析して求めた周波数パワースペクトルの時間的変化
縦軸：周波数，横軸：時間

図 5.10 多チャネルドプラ法の分析結果

5.5.3 可変時間窓関数法

〔1〕 短時間スペクトル

通常，計測におけるスペクトル推定は，観測時刻ごとに推定結果を出力する手法が望ましい。このためには，次式で定義される短時間スペクトル

$$X(f, nT_s) = \sum_{m=-\infty}^{n} x(mT_s)w((n-m)T_s)e^{-j2\pi f mT_s} \tag{5.15}$$

が計算できる手法が要求される。式 (5.15)は，インパルス応答が $w[n]$ のフィルタに，$x[m]e^{j2\pi f mT_s}$ を入力した場合の出力が短時間スペクトルとなることを示している。

ここで，時間窓関数 $w(t)$ はなにであってもよいが，もとの信号 $x(t)$ のパワーを変えないように，次式のエネルギー不変の性質をもっている必要がある。

$$\sum_{n=0}^{\infty} w[n] = 1$$

前述の DFT 法は，分析する周波数に関係なく一定の長さの時間窓を利用するので，式 (5.12)に示したように周波数分解能 Δf がデータ長 N で規定され，分析周波数によって時間窓内での波数が異なる，という欠点があるが，つぎの可変時間窓関数を利用すれば，これらの諸問題を克服した高分解能・高精度分析が標本時刻ごとに計算可能である。

〔2〕 可変時間窓関数

時定数を T_0 とする1次遅れ関数

$$w(t) = \frac{1}{T_0}e^{-t/T_0} \qquad t > 0 \tag{5.16}$$

は上記の性質を満たす最も簡単な関数の一つであるが，ドプラ信号の標本周期 T_s と同じ標本周期で離散化すると

$$w(nT_s) = \frac{1}{T_0} e^{-nT_s/T_0}$$

となる．また，エネルギー不変の関係 $\left(\sum_{n=0}^{\infty} w[n] = 1\right)$ を満たすには

$$\frac{1}{T_0} \frac{1}{1 - e^{-T_s/T_0}} = 1$$

となる関係が成立すればよいから

$$a = e^{-T_s/T_0}$$

とおくと，式 (5.16) の離散形は次式で表現できることがわかる．

$$w[n] = (1-a)a^n$$

ここで，式 (5.15) のフィルタの通過中心周波数を pf_s $(0 \leq p < 1)$ とし，T_0 を

$$T_0 = QT_p = Q\frac{1}{pf_s} = \frac{Q}{p}T_s$$

とおく．ただし，Q は定数である．すると，係数 a は p をパラメータとして

$$a_p = e^{-p/Q}$$

と表現できる．よって，$X(pf_s, nT_s)$ を求める時間窓関数 $w_p[n]$ は

$$w_p[n] = (1-a_p)a_p^n \tag{5.17}$$

で与えられることがわかる．

また定数 Q は，周波数 pf_s の信号周期がフィルタ時定数 T_0 の時間内に何回繰り返されるかを表しているから，周波数が高い場合は短い時系列，また低い場合は長い時系列を，式 (5.17) の計算に利用することになり，分析周波数に依存してデータ長が変わることから，可変時間窓関数と呼ばれている[37]．

〔3〕 **アルゴリズム**

まず，入力 $x_{I,i}[n]$ また $x_{Q,i}[n]$ につぎの操作を加える（添字 I, Q, i は省略）．

$$\begin{aligned} y_p[n] &= x[n]e^{-j2\pi f_p nT_s} \\ &= x[n]e^{-j2\pi(1/T_p)nT_s} \\ &= x[n]e^{-j2\pi pn} \end{aligned}$$

つぎに，以下の自己回帰フィルタ出力 $X[pf_s, n]$ を計算する（**図 5.11**）．

$$\begin{aligned} X[pf_s, n] &= \sum_{m=-\infty}^{n} x[m]e^{-j2\pi pm} w[n-m] \\ &= \sum_{m=-\infty}^{n} y_p[m](1-a_p)a_p^{n-m} \\ &= y_p[n](1-a_p) + \sum_{m=-\infty}^{n-1} y_p[m](1-a_p)a_p^{n-m-1}a_p \\ &= y_p[n](1-a_p) + a_p X[f_p, n-1] \tag{5.18} \end{aligned}$$

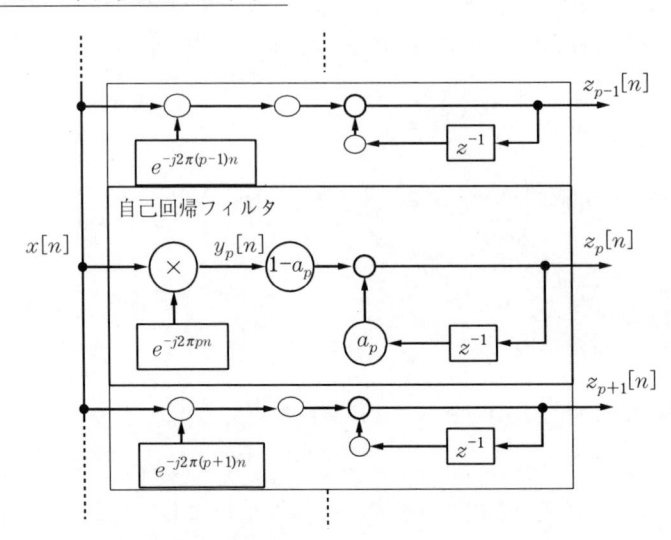

図 5.11 可変時間窓関数を用いたフィルタバンク

実際には，$x_{I,i}[n]$ また $x_{Q,i}[n]$ を別々に式 (5.18) のフィルタバンクに入力すると，$X_{I,i}[pf_s, n]$ また $X_{Q,i}[pf_s, n]$ が出力される。

最後に，これらの出力をそれぞれ $Z_{I,i}[k]$ また $Z_{Q,i}[k]$ と見なして，式 (5.10) と式 (5.11) の方向別パワースペクトル $P_{t,i}[k, n]$ と $P_{r,i}[k, n]$，および，式 (5.13) と式 (5.14) の $\hat{f}_d[n]$ と $S_d[n]$ を計算する。

なお，本手法の場合には，標本時刻ごとに計算が可能であり，ブロックという考え方は必要ない。

5.5.4 瞬時周波数法

可変時間窓関数法と同様に，標本時刻ごとにドプラ周波数が計算できる手法に瞬時周波数法がある[38]。

ドプラ信号モデルは，連続波ドプラ信号〔式 (5.4) と式 (5.5)〕でもパルスドプラ信号〔式 (5.8) と式 (5.9)〕でもよいが，ここでは方向別成分を明記しないパルスドプラ信号の表現

$$x_{I,i}[n] = A_i \cos(2\pi f_{d,i} n T_s - \phi_i)$$
$$x_{Q,i}[n] = A_i \sin(2\pi f_{d,i} n T_s - \phi_i)$$

を考える。よって

$$\tan(2\pi f_{d,i} n T_s - \phi_i) = \frac{\sin(2\pi f_{d,i} n T_s - \phi_i)}{\cos(2\pi f_{d,i} n T_s - \phi_i)}$$
$$= \frac{x_{Q,i}[n]}{x_{I,i}[n]}$$

$$\tan(2\pi f_{d,i} (n-1) T_s - \phi_i) = \frac{\sin(2\pi f_{d,i} (n-1) T_s - \phi_i)}{\cos(2\pi f_{d,i} (n-1) T_s - \phi_i)}$$

$$= \frac{x_{Q,i}[n-1]}{x_{I,i}[n-1]}$$

が成立し，次式の関係から時刻 nT_s のドプラ偏移周波数 $f_{d,i}[n]$ が計算できることがわかる．

$$\begin{aligned}
f_{d,i}[n] &= \frac{1}{2\pi T_s} \tan^{-1}[\tan((2\pi f_{d,i}nT_s - \phi_i) - (2\pi f_{d,i}(n-1)T_s - \phi_i))] \\
&= \frac{1}{2\pi T_s} \tan^{-1} \frac{\tan(2\pi f_{d,i}nT_s - \phi_i) - \tan(2\pi f_{d,i}(n-1)T_s - \phi_i)}{1 + \tan(2\pi f_{d,i}nT_s - \phi_i)\tan(2\pi f_{d,i}(n-1)T_s - \phi_i)} \\
&= \frac{1}{2\pi T_s} \tan^{-1} \frac{x_{Q,i}[n]x_{I,i}[n-1] - x_{I,i}[n]x_{Q,i}[n-1]}{x_{I,i}[n]x_{Q,i}[n-1] + x_{I,i}[n]x_{Q,i}[n-1]}
\end{aligned} \quad (5.19)$$

本手法は，隣接する時刻の標本値から位相差を計算して周波数を推定する手法であり，最低2時刻の計測値があればよい．なお，パワースペクトルは計算できないが，平均周波数的な情報が与えられるから，カラードプラ法においては有用な手法である．図 5.12 は，左心室内で計測したパルスドプラ信号を対象に，FFT法により計算したパワースペクトルと瞬時周波数法で求めた平均周波数の時間ヒストグラム (瞬時周波数法は時間分解能が高いので，本例のFFT分析のデータ時間長である12 ms 区間の平均周波数の分布を輝度で表示) である．分析手法が異なると結果に細かな違いはあるが，大きな変化は一致してとらえることができる．ドプラ法の場合もパルスエコー法と同様に，計測対象の物理的性質をよく理解して表示結果を分析する必要があることに留意して欲しい．

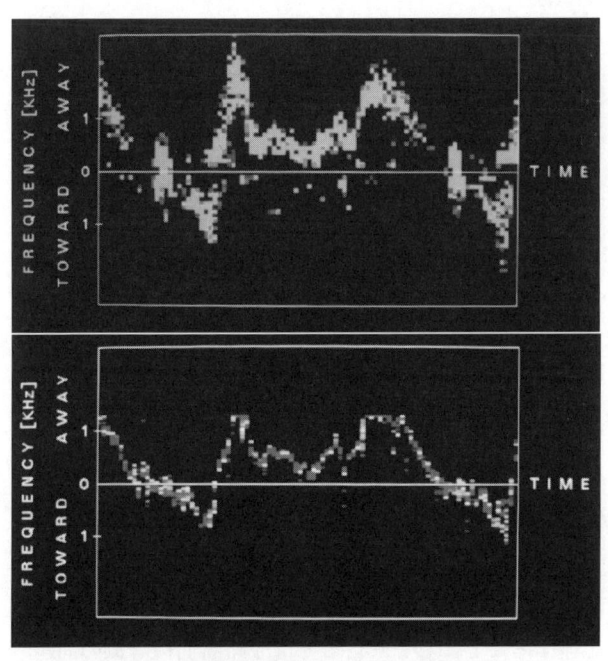

上段：FFTを用いて計算した周波数パワースペクトル
下段：瞬時周波数を用いて計算した平均周波数の時間ヒストグラム

図 5.12 実際のパルスドプラ信号の分析結果

5.6 血流量の計測

5.6.1 計測原理

血流量の自動計測は，超音波画像診断装置が定性的情報の表示機器から定量的情報を供する真の計測装置に脱皮するために不可欠の課題であり，現在，停滞している医用超音波工学の研究を大きく進展させるブレークスルーとなる技術であるといっても過言ではない。

本項では，まず，血流量の計測原理について記述する。単位時間当りの流量 Q 〔m³/s〕は，流速 u 〔m/s〕と流路断面積 S 〔m²〕の内積で計算できるから，原理的には，流速 u を超音波ドプラ装置で，流路断面積 S を B モード断層装置でそれぞれ計測すればよい〔図 5.13 (a)〕。しかし，流速は流路内でも異なっているため，流速がほぼ等しい微小流路に分割し，各断面 ds 上での流速 $u(ds)$ を面積積分することになる〔図 (b)〕が，実際には

$$Q = \sum_{i=1}^{I} u(S_i) S_i$$

として離散的な積和計算によって求める。ただし，S_i は微小流路断面積，$u(S_i)$ は S_i 上の流速値，I は分割数である。

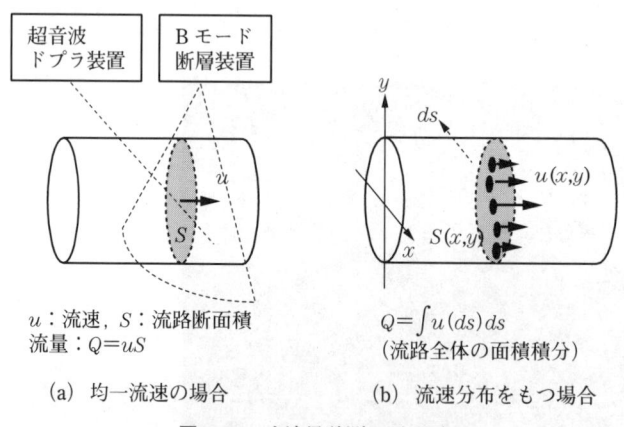

図 5.13 血流量計測の原理図

ここで，血流量計測の問題は，流路断面積と流速分布をどのようにして正確に計測するかという問題に帰着されるが，古くからさまざまな試みがなされている[39]にもかかわらず，以下に列記した問題点をクリアする一般的手法は見出されていない。

5.6.2 流路断面積計測の問題点

流速計測の問題点は次項に記述することにして，ここでは流路断面積計測の問題点を論じる。一般に，流路の形状を計測するには B モード断層装置を利用する。しかし，この装置を利用して流路断面の B モード断層画像を計測しても，血液部分と

血管構造物の境界部を正確に判別することは容易ではない．例えば，拍出量を計測する場合，重要な情報である大動脈弁口部断面形状を，Bモード断層画像から自動的に推定するためのさまざまな研究がなされており，自動トレース機能を保有した装置も市販されているが，標準的アルゴリズムの確立は困難であり，現実には用手的に境界を抽出して断面積を計算している．

なお，臨床的には，単位時間当りの流量ではなく，Q をさらに必要な時間だけ積分した流量(例えば，1心拍の時間間隔ごとに積分した流量である心拍出量)が利用されることが多い．

5.6.3 流速計測の問題点
〔1〕 計測部位の同定

連続波ドプラ血流計はビーム上に存在する血球を連続的に監視していることから，流れが速くなってドプラ偏移周波数が高くなっても検出可能であり，高速流に対しても正しく使用することができるが，超音波ビームの通過域に存在するすべての血流速度を同時に計測することになり，ある部位だけの血流速度を選択的に計測することはできない．

計測部位が限定可能なパルスドプラ血流計における計測部位の大きさ(サンプルボリューム)V_S はつぎの換算式が利用されている．
$$V_S = C \left(\frac{T_0}{2} \right) S_B$$
ただし，T_0 は送波超音波のパルス幅，S_B は送波超音波のビーム面積である．しかし，送波パルスが帰ってくる以前につぎのパルスを送波すると，このパルスのエコー信号か前のパルスのエコー信号かが判別できないために，パルス間隔 T_R と最大計測深度 $L_{\max}$ の間には
$$2L_{\max} = CT_R$$
の関係があり，パルスエコー法で計測部位を限定するかぎり，最大計測深度と計測可能なドプラ周波数には限界がある．

〔2〕 ドプラ角度依存性

ドプラ法で計測できる情報は，ドプラ偏移周波数であり，血流速度ではないことにも注意しなければならない．実際，流速 U とドプラ偏移周波数 f_d の関係は
$$U = \frac{f_d C}{2 f_c \cos \theta}$$
となり，音速 C と送波周波数 f_c は計測条件から外挿できるが，ドプラ角度 θ は容易に計測することができないという問題がある．

臨床的には，血管のように解剖学的に決定できる場合には推定値を利用することができるが，心腔内のように容器形状の中の血流方向は容易に推定できないし，計測時に $\theta = 90°$ となった場合には，ドプラ偏移周波数 f_d 自体が検出できなくなる問題が生じる．この問題を解決する手法として，非直交の3方向から超音波ビーム

を送波して血流速度ベクトルを計測する手法[40]，異なる2方向から超音波ビームを送波して断層面上の2次元ベクトルを計測し，残る方向の速度成分を流体の連続の式から推定する手法[41]，などが提案されているが，生体内の音響窓(超音波を目的部位にまで通すことが可能な体表上の部位)が限定されているし，複数のプローブを正確に体表上に保持することが面倒であるなどの理由から臨床応用には至っていない。

なお，このドプラ角度の問題に関連して，最近，パワーモードの話題がある[42]。周波数分析に利用したある時間区間でのドプラ信号の強さ(全パワースペクトル)P_Dは，血球数Nとつぎの実験式で決まる比例関係にある(付録1参照)。

$$P_D = k(rP)^2 V_S N$$

ただし，kは比例定数，rは血球の反射率，Pは計測場の音圧，V_Sはサンプルボリュームである。

ここで，P_Dはドプラ角度に依存せずに移動する血球数に比例する量であることから，血流の存在領域を知る情報として利用できることがわかる。したがって，パワーモードは超音波ビームとほぼ直交する血管や流れ情報が描出可能であるが，血流量は血球の移動速度と血球数の積で決定されるから，パワーモードから直接血流量が計算できるわけではない。ただ，瞬時相対血流量Q_rは

$$Q_r = K \int f_d P_D(f_d) df_d$$

から計算することができる。ただし，Kは比例定数，$P_D(f_d)$は周波数f_dのパワー密度関数である。

〔3〕 周波数折返し現象

パルス送波するということは，計測対象部位を通過するときだけしか観察しないということを意味するから，急速に移動する血球からの情報をとらえられない。これはシャノンの標本化定理で説明したことと等価であり，ドプラ偏移周波数f_dの2倍がパルス繰返し周波数$f_R = 1/T_R$を超えなければ正しく計測できるが，この条件を満足しないと折返し周波数(aliasing frequency)となって正しいドプラ偏移周波数が計測できなくなる(図5.14)。

カラードプラ装置は，Bモードエコー断層像と流路断面の血流速度情報が収集で

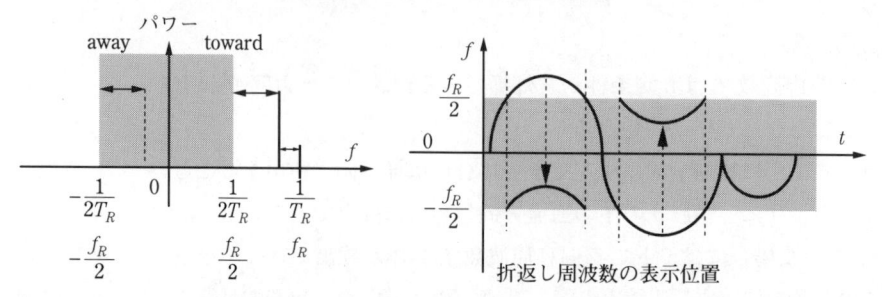

図5.14 パルスドプラ血流計の折返し周波数の表示例

きるから，血流量計測には最も適した装置であると考えるが，基本的にはパルスエコー法であるから，この周波数折返し現象の問題と6章に記述した時間分解能の問題(計測フレームレートの制限)がある。

演 習 問 題

【1】 **ドプラ法について**　流速が 1 m/s の流れをドプラ法を応用して計測するとき，つぎの問に答えよ。

1) 連続波ドプラ血流計 ($f_c = 3$ MHz) を利用したときドプラ偏移周波数 f_d はいくらになるか。ただし，ドプラ角度は $\theta_1 = \theta_2 = 0$，伝搬速度は $C = 1\,500$ m/s とせよ。

2) パルスドプラ血流計 ($f_c = 3$ MHz, $T_R = 200$ μs) を利用したとき折返し周波数が生じないドプラ角度 θ を求めよ。

【2】 **ドプラ信号処理について**　連続波ドプラ信号 ($f_c = 3$ MHz) のミキシング出力〔$s_I(t)$ と $s_Q(t)$〕をローパスフィルタで処理してA-D変換するとき，最大流速 10 m/s の流れからのドプラ周波数を正しくディジタル化するための標本化周波数 f_s を求めよ。ただし，ドプラ角度は $\theta_1 = \theta_2 = 0$，伝搬速度は $C = 1\,500$ m/s とせよ。

【3】 **周波数分析について**　最大ドプラ偏移周波数 f_d が 5 kHz のドプラ信号を 100 Hz 程度の分解能で周波数分析したい。FFT法を利用したとき，1回の周波数分析に必要なデータ数 N はどの程度になるか。

【4】 **カラードプラ法について**　カラードプラ法でプローブ先端から 15 cm までの範囲の流速分布を 1.5 mm の距離分解能で計測したい。搬送周波数 f_c はいくら以上に設計すればよいか。ただし，伝搬速度は $C = 1\,500$ m/s とせよ。

【5】 **連続波ドプラ法について**　連続波ドプラ信号 $s(t)$
$$s(t) = \cos 2\pi(10^6 + 2.5 \times 10^3)t$$
について，つぎの問に答えよ。

1) 周波数 1 MHz の信号で直交検波した後のローパスフィルタ出力を式 (5.6) と式 (5.7) の形式で記述せよ。

2) $t = 0, 0.000\,1, 0.000\,2, 0.000\,3$ s に標本化して得られる時系列 $x[0], x[1], x[2], x[3]$ を求めよ。

3) 上で求めた $x[0], x[1], x[2], x[3]$ から方向別パワー〔式 (5.10) と式 (5.11)〕を計算して，もとの信号 $s(t)$ に含まれているドプラ偏移周波数が正しく推定できることを示せ。

6 画像化技術

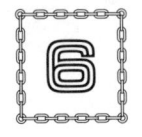

本章では，ディジタル画像処理技術を応用した鮮明な超音波 B モード画像の生成手法と，これからの超音波に必須となる最新の映像化技術である 3 次元立体画像化法を概説する。

6.1 はじめに

超音波エコー信号が，基本的には，距離方向はパルス化，方位方向はビーム形成によって，それぞれ反射位置情報を保持していることは 4 章において記述した。1 次元時間信号として観測されたエコー信号は，経過時間と伝搬距離が一対一に対応するから，ビーム送波位置直下の延長上に，時間を距離に換算して表示すれば画像として観察できる。一般に，パルスエコー法で計測した情報は，つぎのいずれかの方法で表示される。

(1) A モード　　amplitude の頭文字から命名された表示法で，パルス送波時刻を横軸原点にとり時間軸とし，エコー受波信号 (エコーによるプローブの出力信号) の振幅を縦軸にとった波形表示〔図 6.1(a)〕

(2) M モード　　motion も頭文字から命名された表示方法で，パルス送波位置と送波方向を固定し，計測位置直下の対象からのエコー受波信号の振幅を輝度変調して時間掃引して表示〔図 (b)〕

(3) B モード　　brightness の頭文字から命名された表示方法で，パルス送波位置または送波方向を直線的に移動し，エコー受波信号の包絡線波形を輝度変調した対象の断層画像表示〔図 (c)〕

(4) C モード　　constant-depth の頭文字から命名された表示法で，パルス送波位置を平面的に移動し，エコー受波信号の包絡線積分値を輝度変調した対象の平面写像表示 (医用画像ではあまり利用されない)

また，2 次元断層面における流速分布を可視化するカラードプラ法においては，超音波ビーム上で計測した各チャネル内の流速 (平均ドプラ偏移周波数) を 8 レベル程度に量子化し，プローブに近づく流れを赤色系，遠ざかる流れを青色系のカラー輝度情報に変換してディスプレイに表示しながら，計測ビーム方向を順次走査している (図 6.2)。これをカラードプラモードと呼ぶことがある。しかし，B モード画像

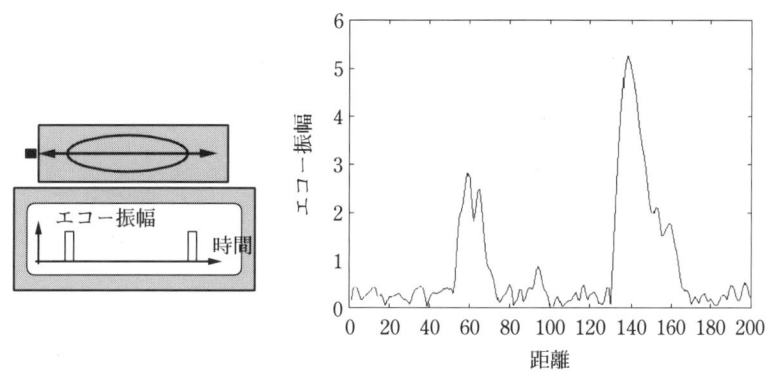

(a) Aモード表示

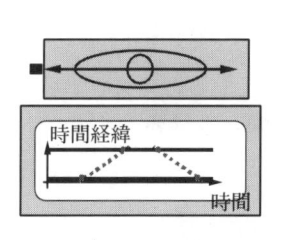

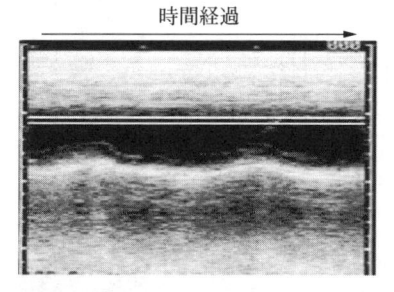

実画像はプローブを上部に設置して、超音波ビームは下に向けて送波

(b) Mモード表示

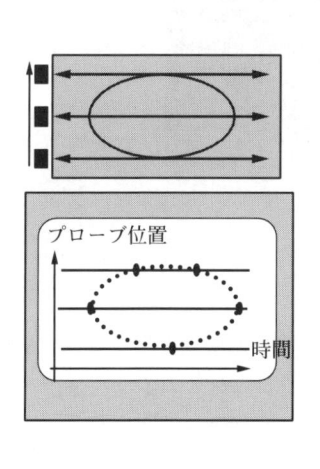

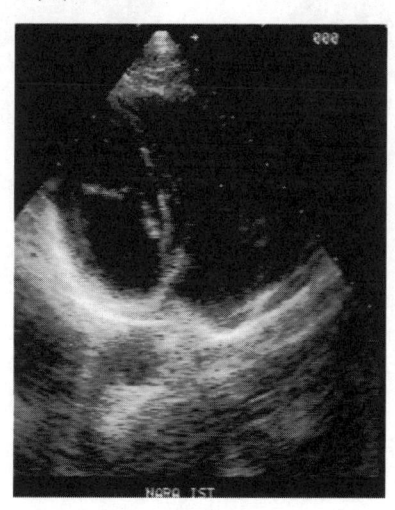

実画像はセクタ走査画像で画面中央にプローブを設置し、超音波ビームは左下から右下方向に順次走査

(c) Bモード表示

図 6.1 医用超音波の代表的な画像表示法

(a) 計測の様子

(b) ドプラ周波数のパワースペクトル例

(c) カラードプラモード表示例

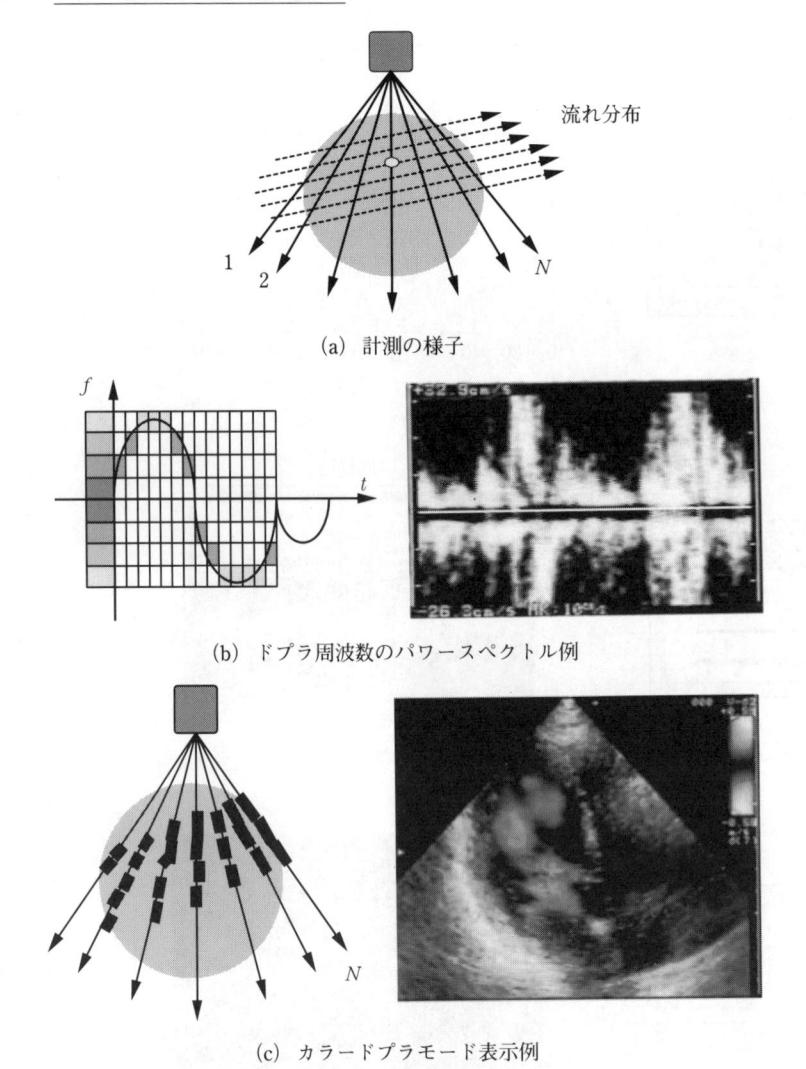

図 6.2 カラードプラ装置の画像表示法

にしても，カラードプラ画像にしても，計測時のかぎられた走査線数や超音波の干渉によるスペックルノイズなどにより，鮮明な画像を表示することは難しい。

さらに，体内臓器や血管走行状態の立体形状を手にとるように画像化する3次元立体計測画像化手法も急速に普及しており，これからの超音波診断には不可欠の機能となることは容易に予想できる。これは，新しい映像提示技術である仮想現実感 (virtual reality, VR) 技術と密接に関連した情報技術であることから，必須の知識と考え記述したので，その息吹にふれて欲しい。

なお，最近では超音波画像診断装置といえば，Bモード画像やカラードプラ画像を表示する装置を意味することが一般的になっている。画像化の情報はBモード画像がエコー信号強度であるのに対し，カラードプラ法ではドプラ偏移周波数であることに注意すれば，基本的な画像生成は同じようなプロセスであるから，本章では，

主としてBモード画像の生成法について説明した。

6.2 映像表示と蓄積

6.2.1 表示装置

画像の表示方式には，映画やスライドのように1画面を同時に表示する光学方式と，通常のテレビジョン(TVモニタ)や高品位テレビ(HDTV)またコンピュータディスプレイなどのように画面上を順次走査しながら描画していく電子方式がある。

Bモード画像やカラードプラ画像などの超音波画像は，大量に生産されている通常のTVモニタに表示する方式が標準になっているため，最近の超音波画像診断装置でも，ディジタル信号処理や画像処理によって生成されたディジタル画像が輝度(カラー)情報と表示位置の制御(同期)情報を混合したアナログコンポジット信号に変換されている。

6.2.2 TVモニタ

日本の混合方式は，米国で制定された白黒テレビにもカラーテレビにも対応できるNTSC(National Television System Committee)方式を採用している。NTSC方式は，滑らかな動き表現をかぎられた帯域で伝送するために

1) 1画面(525本の走査線で構成され，これをフレームと呼ぶ)を二つのフィールドに分割
2) 走査線が画面の右端に到達したとき走査線を左側に移動するため画像を表示しない水平ブランキング期間(Hブランク)に水平同期信号(Hシンク)，また，画面の最下端から最上段に走査線を移動する垂直ブランキング期間(Vブランク)に垂直同期信号(Vシンク)を混合

というように，各フィールド画面が走査線を1本ずつ間引いて毎秒60枚描画される飛越し走査(インターレース)と呼ばれる画像伝送・表示方式である(図 **6.3**)。

なお，このVブランクにVシンクを混入するので，NTSCビデオ信号のパラメータは，フレーム周波数が30 Hz，フィールド周波数が60 Hz，水平周波数が15.75 kHz(30×525)，有効走査線数が483か485本となる。また，カラー信号と白黒信号の両方に対応できるように，次式のY/色差コンポーネント信号(R：赤色強度信号，G：緑色強度信号，B：青色強度信号)

$$Y = +0.587G + 0.114B + 0.299R$$
$$C_b = -0.587G + 0.886B - 0.299R$$
$$C_r = -0.587G - 0.114B + 0.701R$$

を基本としているが，伝送には，輝度信号に対応するY信号と，人間の目の特性を考慮しつつかぎられた伝送帯域(6 MHz)を有効に利用するために考案されたI信

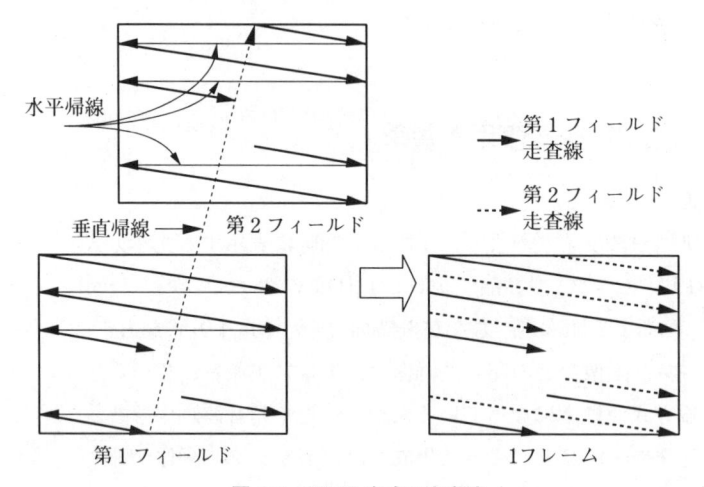

図6.3 NTSC方式の走査法

号と Q 信号

$$I = -0.268 C_b + 0.736 C_r$$

$$Q = 0.413 C_b + 0.478 C_r$$

を使用し，TVモニタ側で復調後，RGB成分に分離して表示する．なお，白黒信号は輝度信号に対応する Y 信号のみ伝送(生成)また復調(表示)すればよい．

6.2.3　画像の解像度

NTSC方式のTVモニタの垂直解像度は走査線の本数で決まるが，水平解像度は白黒の縦線がどこまで細かくみえるかで決まり，画面の縦の長さに相当する画面横幅に表示できる本数(単位：TV本)で表現する．通常のTVモニタの水平解像度は330 TV本であるが，画面の縦横比は3：4であるから，白黒の縦線が440本(白：220本，黒：220本)表示できる．

一方，コンピュータディスプレイのビデオ信号は，RGBの色信号と水平同期信号および垂直同期信号から構成されている．また，飛越し走査ではなく順次走査(プログレッシブ)方式で画面を構成するので画像解像度もよく，鮮明な画像が表示できる．通常のコンピュータディスプレイは，有効水平ピクセルが640ドット，有効垂直ライン数480のVGA(video graphics array)規格であるが，同期周波数などが異なる数種類の信号がある．このほか，800ドット×600ラインのSVGA(super video graphics array)ビデオ信号，1 024ドット×768ラインのXGA(extended graphics array)ビデオ信号，1 280ドット×1 024ラインのSXGA(super extended graphics array)ビデオ信号などもある．ここで，VGAビデオ信号の実際の垂直ライン数は525であるため，NTSCビデオ信号にするには一本ずつ間引いて読めばよい．なお，VGAビデオ信号をNTSCビデオ信号に変換する装置をダウンコンバータ，逆にNTSCビデオ信号をVGAビデオ信号に変換する装置をアップコンバータ

と呼んでいる。

将来的には，よりきめ細かな画像が表示できる HDTV やコンピュータディスプレイが医用装置に利用される日がくるであろうが，放送などの伝送方式に依存しないで，直接 RGB 信号が入力できる安価なディスプレイの開発が望まれる。

6.2.4　計測画像分解能と画像計測レート
〔1〕　概　　要

まず，画像の分解能には，縦分解能と横分解能の概念がある。B モード画像の場合には，前者は超音波の進行方向の距離分解能，後者は超音波進行方向に直交する方位分解能に相当し，それぞれパルス幅と超音波のビーム径に依存する（図 6.4）。

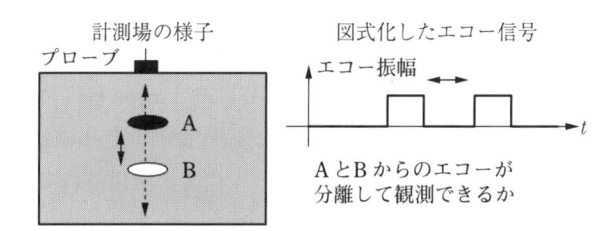

(a)　距離分解能：送波パルスの幅

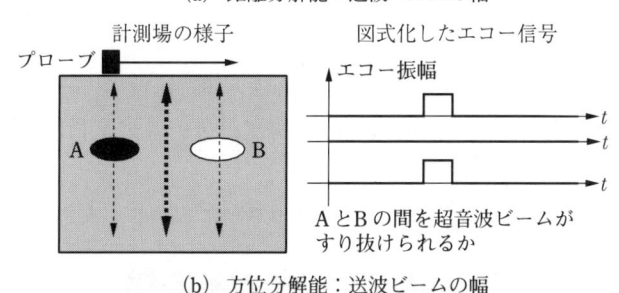

(b)　方位分解能：送波ビームの幅

図 6.4　画像分解能

また，計測可能深度 $L_{\max}$ とパルス繰返し周波数 f_R (またはパルス繰返し周期 T_R) の間には，超音波の伝搬速度を C として

$$2L_{\max} = CT_R = \frac{C}{f_R} \tag{6.1}$$

となる関係がある。

さらに，フレームレート (1 s 当りの画像枚数) R_f と 1 画像の計測に使用した超音波の走査線数 S_N の間には，つぎの関係がある。

$$\frac{2L_{\max}}{C} S_N R_f = 1$$

〔2〕　体表アプローチ

体表から体内臓器を観察する場合，$f_R = 4 \sim 8$ kHz ($T_R = 250 \sim 125$ μs) として，120 ～ 150 本程度の超音波ビームのセクタ走査またはリニア走査で 1 画面を構成している。また，送波波長を短くすると縦分解能は向上するが，到達可能距離は

減少するから，通常の体表用には搬送周波数 f_c が 3 ～ 8 MHz の超音波を送波している。例えば，$f_c = 3$ MHz の超音波なら送波パワーにも依存するが，約 20 cm 程度は到達するので，$f_R = 5$ kHz でパルス送波すると，縦分解能が 0.5 mm，最大計測深度が 15 cm 程度の計測が可能である。このとき，NTSC 方式の TV モニタの画像表示レートは毎秒約 30 フレームであるから，ビームの走査数は約 150 本程度になる。

〔3〕 体腔内アプローチ

体腔内超音波診断装置特有の走査にラジアル走査があることは前述した。この場合，走査ビーム数を N とすると，走査の中心から半径 r の距離でのビーム間隔は円周距離で $2\pi r/N$ となるから，プローブから離れるに従って画像分解能が劣化するのは，セクタ走査方式と同様である。例えば，最大計測距離を 7.5 cm に設定するとパルス繰返し周波数は 10 kHz となり，ビデオ画像レート（毎秒 30 フレーム）で表示する場合には $N = 300$ であるから，$r = 50$ mm の円周上では約 1 mm 程度の間隔で映像化されることになる。通常，ビーム幅をより狭くして画像分解能を向上させるために，映像化レートを低下させ，毎秒 10 ～ 15 フレーム程度が常用されている。

6.2.5 記録と蓄積

超音波画像は，腹部や産科領域では静止画として写真で，心臓循環器領域では動画像として記録されることが多い（**図 6.5**）。動画像は VHS 方式のアナログ VTR に蓄積するが，より解像度が高い S-VHS 方式が増大している。

しかし，6.2.1 項でも記述したように，最近では，ディジタル処理によって生成さ

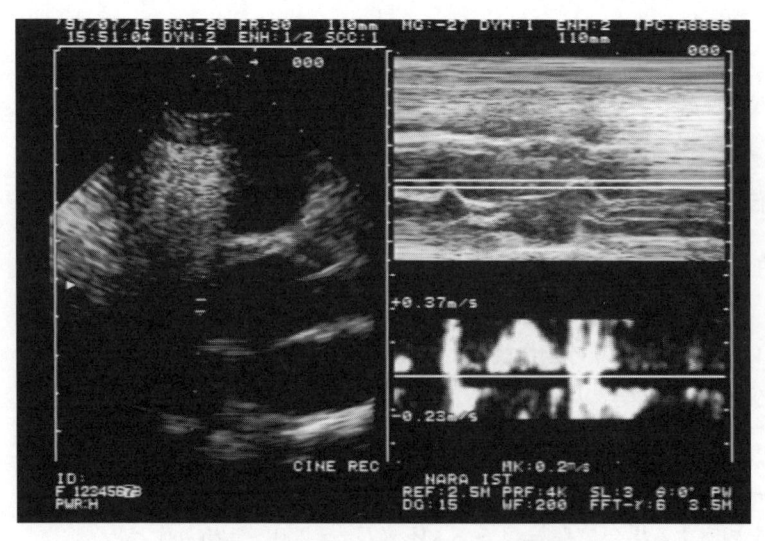

左側：B モード画像，右上：M モード画像
右下：パルスドプラのパワースペクトル画像

図 6.5 実際の超音波断層診断装置の出力画面例

れている超音波画像も，表示のために NTSC ビデオ信号に変換されているので通常の VHS か S-VHS のビデオデッキを利用しているが，劣化のない蓄積や再生を可能にするには，直接ディジタル方式で蓄積することが望ましい。また，ディジタル方式には，圧縮技術によって大量の情報伝送・蓄積が可能，コンピュータによる管理・編集・運用 (データベース化) が容易，という特徴もある。このための装置としては，表示に安価な TV モニタを利用したのと同様に，民生用のディジタルビデオ装置を利用するのも一つの選択であり，DV 圧縮方式のホームビデオテープ装置と MPEG-2 圧縮方式[43]のディジタルビデオディスク装置がある。ただ，ディジタル方式は標準化の途上にあり，ディジタル TV 放送への移行は決まっているから，より安価な装置が登場してくる可能性も高いことから，今後の動向をよく見定める必要があろう。

なお，標準化の中でも柔軟な対応を認める部分が多く残ることも予想され，例えば，最近の LSI 化された市販の MPEG-2 エンコーダ (符号化器) やデコーダ (復号化器) はアナログ TV モニタにもディジタル TV モニタにも対応したモニタ信号が出力できるが，符号化方式と複合化方式が一致しないと画像が閲覧できない，また医用画像の蓄積保存のための標準化を狙った DICOM フォーマットも異機種間での整合性などあいまいな問題が残っている[44]，など細かい留意点に注意する必要があり，ディジタル方式への移行は必ずしも滑らかな過程とはいえない状況にある。

6.3 画像処理法

6.3.1 概　　　要

プローブで受波したエコー信号はアナログ時間信号であり，ミキシング処理後，A-D 変換してディジタル 1 次元信号として (画像) メモリに転送される。その後，2 次元的に再構成してディジタル画像処理され，32～256 階調のグレイレベルで生成された B モード画像を走査変換によって再び 1 次元アナログ信号に戻して TV モニタに表示している。ここでは，ディジタル 1 次元信号化後の処理の流れに沿って，B モード画像生成に至る処理過程を実際のエコー信号を使って説明する。

6.3.2 画 像 生 成

計測時の走査線数が約 150 本程度と NTSC 方式の TV モニタの解像度 (縦 440 本，水平 330 TV本) に比べて少ないため，そのまま表示しても，画面全体の 1/8 程度の非常に小さい画像しか表示できないし，無理に拡大表示しても粗い画像しか提示できない。

このため，各種の補間操作によって計測値をもたないピクセルにデータを生成してみやすい画像を作成する以下のような手法が考案されている。

(1) 最近接点マッピング　　補間が必要なピクセルから最も近い超音波ビーム上

のピクセル値をそのピクセルの値とする。ブロック的な画像が得られることが多い。

(2) 水平方向リニア補間マッピング　水平方向の補間ピクセルに，近傍の超音波ビーム上のピクセル値による線形補間値を代入する。

(3) 擬似ビームマッピング　計測時の超音波ビームから擬似的にビームを作るが，この生成には隣接する計測ビームの線形補間を利用することが多い。

(4) 2次元リニアマッピング　補間ピクセル値を断層面内の8近傍点(補間ピクセルのまわりのピクセル：左上，真上，右上，真左，真右，左下，真下，右下の8点)の2次元的な線形補間(距離や角度を考慮)で計算する。

ここで，この画像生成の様子をコンピュータシミュレーションによって説明する。まず，Bモード画像の原信号は，実際に水中に設置したファントム(三角柱)の断面像をリニア走査(搬送周波数 $f_c = 2.5$ MHz，走査線数128本，パルス繰返し周波数5 kHz)によって計測し，ミキシング処理後にA-D変換(標本周波数 $f_s = 25$ MHz，8ビット)したディジタル信号を用いた。この搬送超音波の波長は約 $\lambda_c = 0.6$ mmであるが，搬送パルス幅はすそびき現象のため3波長程度になるので，約1.8 mmの距離分解能(図縦方向の分解能)を有し，1走査線当り約80ポイントの反射位置情報を保持していると推定できる。したがって，この計測エコー信号から，直接，Bモード画像を生成すると，128×80 ピクセルの画像になるが，ここでは，縦横2倍して 256×160 ピクセルのBモード原画像を作成した。なお，効果がよくわかるように，一つのピクセルを大きくとり，中央部の 100×100 ピクセル画像中のみを表示した結果が図 6.6である。実際，エコー信号は 50×50 のピクセル値を与えるだけで，そのピクセルのまわりのピクセル値は未定義(便宜上0)のBモード原画像である。

つぎに図 6.7は，上下または左右にのみピクセル値が存在するピクセルはその平

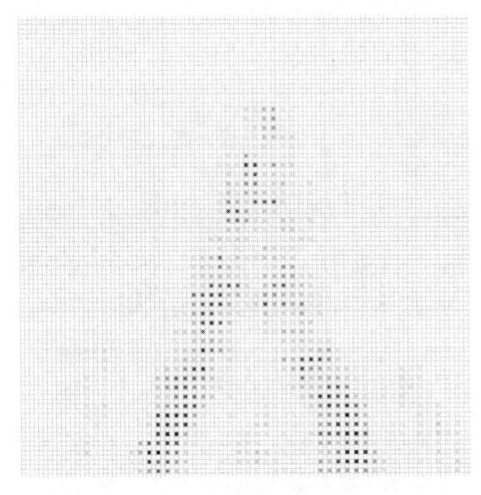

図 6.6　ビームパスに対応して作成した Bモード原画像

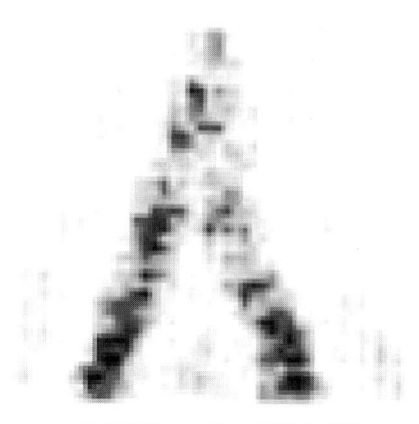

図 6.7 線形補間マッピング画像生成例

均値 (垂直または水平方向リニア補間マッピング) を，また上下左右にピクセル値が存在しないピクセルの場合，補間値 $a_{i,j}$ (便宜上，横方向のピクセル位置を $i \in [0,N]$，縦方向のそれを $j \in [0,N]$ とし，$a_{0,0}$ を画面左上ピクセル値，$a_{N,N}$ を同右下ピクセル値とする) は，実際にピクセル値が存在する最近接ピクセル群の値 $a_{i-1,j-1}$，$a_{i+1,j-1}$，$a_{i-1,j+1}$，$a_{i+1,j+1}$ から

$$a_{i,j} = \frac{a_{i-1,j-1} + a_{i+1,j-1} + a_{i-1,j+1} + a_{i+1,j+1}}{4}$$

の4近傍点で計算した広義の2次元リニアマッピング結果である。

通常は，このようなディジタル画像ではなく後述するローパス効果の強いアナログ表示画像をみているからピクセル自体の大きさを意識することはないが，描画対象の大きさや位置の正確さを問題にする場合には，ピクセルの概念をよく理解しておく必要がある。

6.3.3 画像フィルタリング

〔1〕概　　要

超音波計測にはスペックルノイズなどが含まれるし，走査線数も少ないため，前項で記述した画像生成法に従って生成した画像をそのまま表示しても，非常に粗くてみにくい画像しか生成できない。このための画像処理手法として，動画像を映画のフィルムのように1コマごとの静止画像の連続と考え，1枚の静止画像ごとに処理するフレーム内フィルタリングと，連続した静止画像間で処理するフレーム間フィルタリングとがある。

〔2〕フレーム内フィルタリング

同じフレーム内のピクセルを対象に処理する手法である (**図 6.8**)。通常一つのピクセル $a_{i,j}$ のまわりのピクセル間で定義される演算によって，ぼかし効果やエッジ強調効果をもったフィルタが設計できる。

(1) 横方向移動平均フィルタ　横方向のピクセルを対象にした平均化処理〔**図 6.9**(a)〕

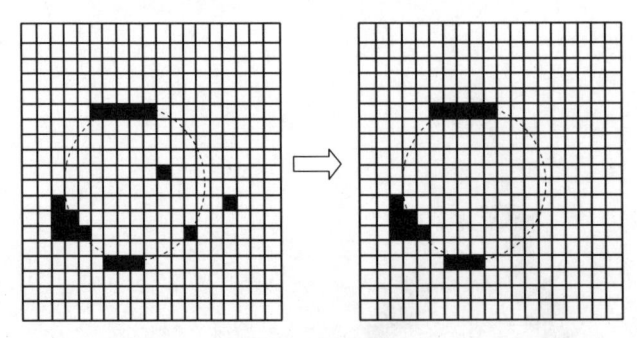

孤立点の除去効果

図 **6.8** フレーム内フィルタリング

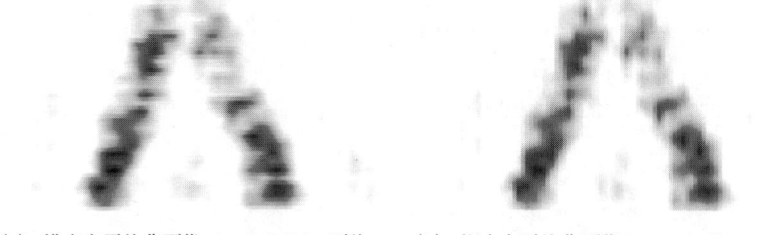

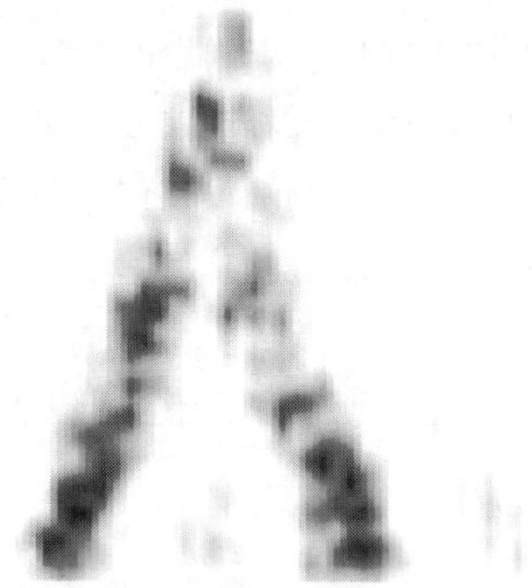

(a) 横方向平均化画像フィルタリング例 (b) 縦方向平均化画像フィルタリング例

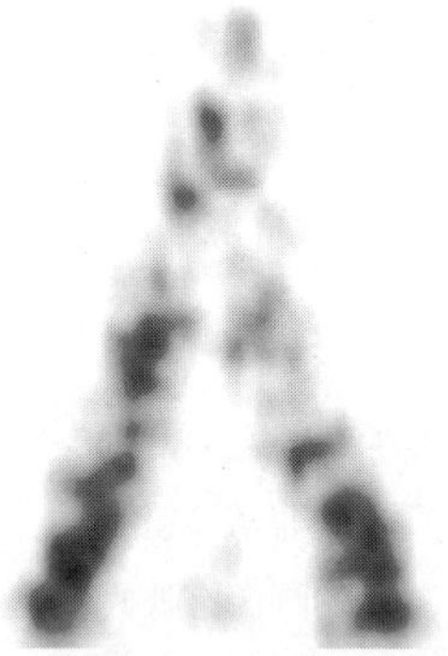

(c) ガウシアン画像フィルタリング例 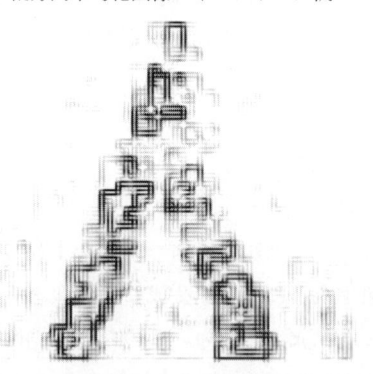 (d) 差分画像フィルタリング例

図 **6.9** 画像フィルタリング例

$$a_{i,j} \leftarrow \frac{1}{2N+1} \sum_{n=-N}^{N} a_{i+n,j}$$

(2) 縦方向移動平均フィルタ　　縦方向のピクセルを対象にした平均化処理〔図(b)〕

$$a_{i,j} \leftarrow \frac{1}{N+1} \sum_{n=-N}^{N} a_{i,j+n}$$

(3) **ガウシアンフィルタ** 処理対象のピクセル値にガウシアン重みを付けて平均化する処理〔図 (c)〕

$$a_{i,j} \leftarrow A\exp\left\{-\left[\left(\frac{a_{i+n,j}-a_{i,j}}{a}\right)^2 + \left(\frac{a_{i,j+n}-a_{i,j}}{b}\right)^2 -2\rho\left(\frac{a_{i+n,j}-a_{i,j}}{a}\right)\left(\frac{a_{i,j+n}-a_{i,j}}{b}\right)\right]\right\}$$

(4) **差分フィルタ** 隣接ピクセル値の差を求める処理〔図 (d)〕

$$a_{i,j} \leftarrow (a_{i,j} - a_{i-1,j}) + (a_{i-1,j} - a_{i,j})$$

図 6.9 から,横方向移動平均フィルタは縦方向の縞,縦方向移動平均フィルタは横方向の縞が残るし,ガウシアンフィルタは全体的に画像をぼかす効果があるなど,いわゆるローパスフィルタ効果をもつことがわかる。また,差分フィルタはエッジ強調効果 (ハイパスフィルタ) をもっていることがわかり,画像信号も全体の輝度 (濃度) 情報は低周波成分に,境界 (エッジ) 情報は高周波成分に分布していることがわかる。このため,鮮明度を向上するにはハイパスフィルタ処理,春霞がかかったような画像を観測するにはローパスフィルタ処理すればよいことがわかる。一般に,両方のフィルタを順次組み合わせて処理すれば,それなりにきれいな画像を得ることができるが,計測情報は確実に損なわれてしまう。要するに,計測時に入手できる情報以上のものは後でどのような処理をしても復元することはできないことに留意しなければならない。

〔3〕 **フレーム間フィルタリング**

連続するフレーム間で操作する処理で,時刻 n のフレームのピクセル値を $a_{i,j}[n]$ として

$$a_{i,j}[n] \leftarrow \frac{1}{2N+1}\sum_{k=-N}^{N} a_{i,j}[n+k]$$

$$a_{i,j}[n] \leftarrow \frac{1}{3}(a_{i,j}[n-1]+a_{i,j}[n]+a_{i,j}[n+1])$$
ちらつきノイズの除去効果

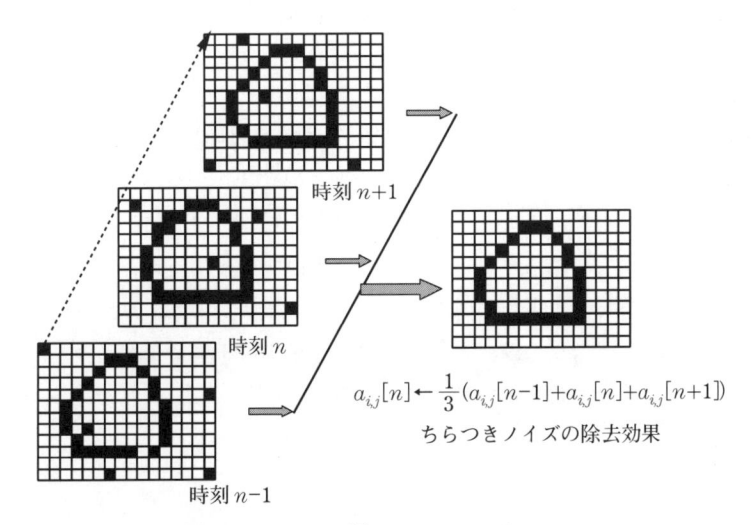

図 6.10 フレーム間フィルタリング

のように同一ピクセルの時系列に対して実施するローパスフィルタ操作が一般的である（図 6.10）。フレーム内処理は超音波画像特有のスペックル的なノイズ除去に有効であるが，心臓など動きがはやい対象に対しては前後のフレームでのピクセル位置が変化するので有効ではない。

6.4 Bモード画像と画像処理例

6.4.1 概　　　要

最近の超音波診断装置には，さまざまな画像処理機能が装備されている。これらの画像フィルタの個別特性は 6.3.2 項や 6.3.3 項において概説したが，ここでは，実際の心エコー画像を例として画像フィルタ処理の性質を確かめてみよう。

まず，臨床用超音波診断装置が出力した原画像例を図 6.11(a) に示す。この図は，体表から計測した心臓長軸画像〔縦断面画像で，心尖部（心臓の先端）を画面左に，僧帽弁を画面中央部に描画したセクタ走査画像〕の一部を抽出し，ピクセル値を $[0, 256]$ の範囲でディジタル化したグレイレベル画像である。Bモード画像のピクセル値は輝度レベルに対応して決定されるが，この対応演算は診断装置に装備されている輝度調整機能によって実行される。この調整機能をコンピュータでシミュレーションしてみよう。図 (b) は，原画像のピクセル値 21 を閾値として 2 値化した画像にガウシアンフィルタ処理してエッジを滑らかにした画像，また図 (c) はピクセル値 22 を閾値として同様の処理をした画像である。この場合，ピクセル値が 1 しか違わないのにみえ方がずいぶん違うことが実感できる。人間の目では，原画像で心腔内は一様に黒を表示しているようにみえるが，実際のBモード画像は微妙な輝度変化をもったコントラストの弱い画像を生成していることがわかる。この輝度変化は実際の組織構造を反映している場合もあるが，処理過程で生成される場合もあり，単純なコンピュータ処理では必要な情報を抽出して表示することは困難な状況にある。

また，組織構造物の動きや左室容積などを推定するために，エッジ強調フィルタを利用して心腔部の輪郭を求めることがある。図 6.12(a) は図 6.11(a) を直接エッジ強調フィルタリングした結果，図 6.12 (b) はローパスフィルタリング処理した後にエッジ強調フィルタリングした結果を示している。これらの結果を比較すると，エッジ強調フィルタは差分フィルタ効果をもっており，原画像が保有する細かな輝度変化を強調するために，不必要な変化まで検出してしまうことから，まずローパスフィルタ効果で細かな変化を消去した後，大きな変化のみを抽出する必要があるが，画像全体を対象に処理してもあまりよい結果は得られない。

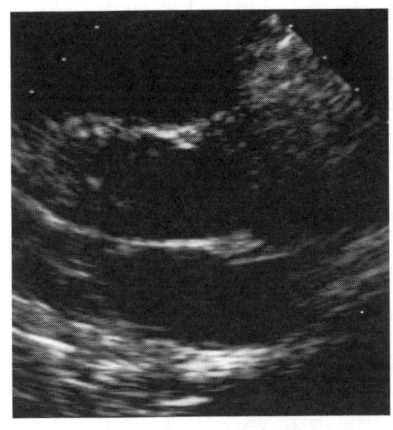

6.4 Bモード画像と画像処理例   123

(a) ピクセル値が0から256の原画像
(b) 21以下のピクセル値を黒で表示した画像

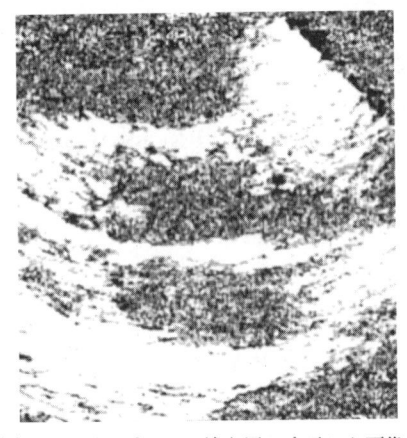

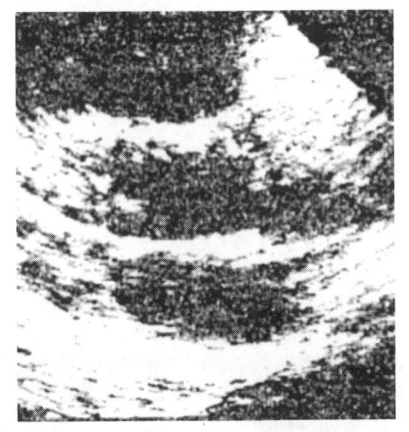

(c) 22以下のピクセル値を黒で表示した画像

図 6.11 輝度調整機能

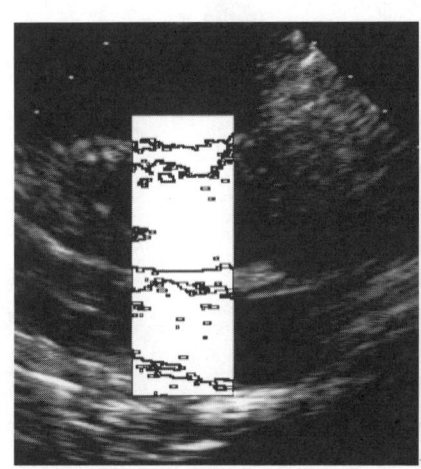

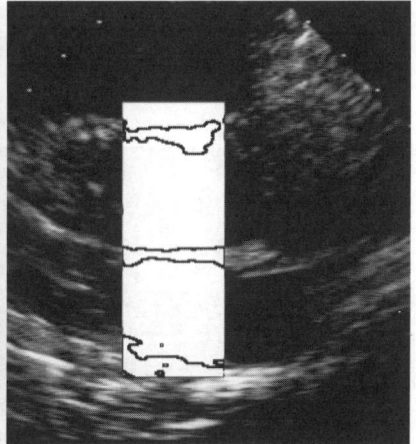

(a) 原画像に直接抽出処理
(b) ローパス処理後に抽出処理

図 6.12 中央部のみでエッジ抽出した画像例

6.4.2 エッジトラッキング*

〔1〕概　　要

近年，超音波診断装置の普及により超音波断層画像の動画像解析に関する研究が盛んになっている。特に心臓の場合，組織の変位速度を可視化することにより，壁や弁の定量的機能診断が可能となる。実際，高速度超音波差分断層法[45]や組織ドプラ法[46]を用いた心臓の組織変位速度検出法が提案されている。一般に，超音波画像を分析し，より高度な情報を抽出する場合，最も問題になることは，コントラストの弱さとスペックルノイズの影響を克服する手法である。本項では，スペックルノイズに比較的強い勾配弛緩法を用いて超音波断層画像から心臓組織成分を抽出した後，特徴点をみつけ出して，連続したフレーム間でこれらの特徴点を対応づけることにより組織のトラッキングを行う手法の一例を紹介する[47]。

〔2〕勾配弛緩法

Bhanu ら[48]が提案した勾配弛緩法は領域分割手法であり，Bモード画像で表示されている心臓組織領域と心腔内領域を分割するために利用できる。しかし，Bモード画像は図 **6.13**(a) のように画像の平均グレイレベル値が小さいため，画像全体に適用する Bhanu らのアルゴリズムを直接的には応用できないので，まず，Bモード画像を N 個の小領域に分割して各小領域ごとの計算を可能にする。

つぎに，処理対象ピクセルがクラス λ_1(心腔内の黒領域) かクラス λ_2(心組織の白

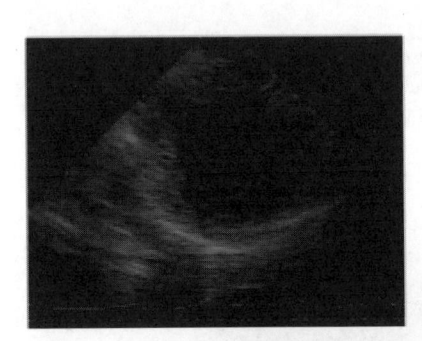

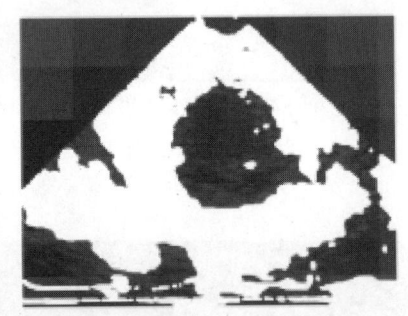

(a) 入力画像　　　(b) 処理画像

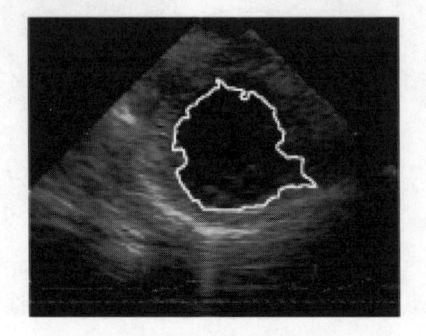

(c) エッジ検出結果

図 **6.13**　勾配弛緩法による処理例

領域) のいずれに属するかの初期ラベル確率 P_i を次式で計算する。

$$P_i(\lambda_1) = \left(1.0 - \frac{f_{a,n}}{f_{\max}}\right)\frac{f_i - f_{a,n}}{G_n - 1} + 0.5 \tag{6.2}$$

$$P_i(\lambda_2) = 1 - P_i(\lambda_1) \tag{6.3}$$

ただし，$f_{a,n}$ は分割小領域 n の平均グレイレベル値，G_n は分割小領域画像全体のグレイレベル値の和，$f_{\max}$ は分割小領域 n の最大グレイレベル値，f_i は処理対象ピクセルのグレイレベル値とする。ここで，分割小領域が心腔内 (クラス λ_1) か組織内 (クラス λ_2) のみで構成される場合には，$f_{a,n}$ と $f_{\max}$ はほぼ同じ値をもつから式 (6.2) と式 (6.3) の初期ラベル確率値は 0.5 から大きく変化しないが，境界を含む場合には $f_{a,n}$ と $f_{\max}$ は大きく異なり，修正係数 $(1 - f_{a,n}/f_{\max})$ の影響が大きくなることから，$f_i < f_{a,n}$ なら $P_i(\lambda_1) < 0.5$，また $f_i > f_{a,n}$ なら $P_i(\lambda_1) > 0.5$ と変化する。

さらに，ラベル確率 $P_i(\lambda_k)$ を次式で修正する。

$$P_i^{\mathrm{NEW}}(\lambda_k) = P_i^{\mathrm{OLD}}(\lambda_k) + \rho_i(2Q_i(\lambda_k) - 1) \tag{6.4}$$

ただし，α_1 と α_2 は 1 より小さい正定数，また ρ_i は

$$\rho_i = \begin{cases} \alpha_1 \dfrac{1 - P_i^{\mathrm{OLD}}(\lambda_1)}{2Q_i(\lambda_1) - 1} & 2Q_i(\lambda_1) > 1 \\ \alpha_2 \dfrac{P_i^{\mathrm{OLD}}(\lambda_1)}{1 - 2Q_i(\lambda_1)} & 2Q_i(\lambda_1) < 1 \end{cases}$$

さらに $Q_i(\lambda_k)$ は，f_i の 8 近傍ピクセル f_j を用いて

$$Q_i(\lambda_k) = \frac{1}{8}\sum_{j=1}^{8} P_j(\lambda_k)$$

で与えられる。

以上説明したように，式 (6.2) から式 (6.4) の計算を繰り返し実行した後

$$f_i = P_i(\lambda_1)(G_n - 1)$$

によって対象ピクセルの最終グレイレベル値を計算する。図 6.13 (b) は上記の勾配弛緩法を図 (a) に 5 回繰り返し適用した結果，また図 (c) は抽出した心腔輪郭線を B モード画像に重畳して表示した結果を示した例である。なお，本項では，ピクセル値は処理対象のまわり 8 近傍のピクセルを抽出しているので行列の要素表現ではなく，ベクトル表現を用いた。

〔3〕 **アルゴリズム**

本来は動画で表示される B モード心エコー画像の各フレームごとに心臓の組織成分と背景 (心腔内) に分割し，組織のエッジ成分を抽出して，エッジ成分から特徴点を抽出することにより，連続フレーム画像間での特徴点を対応づけるアルゴリズムを説明する。

(1) 領域分割　　超音波 B モード画像は，スペックルパターンなどのアーチファ

クトが存在するし，一般の画像に比べてコントラストが低い。したがって，こ こではコントラストが低い入力画像からノイズを取り除き，心臓の組織成分 を抽出するために，勾配弛緩法を適用して領域分割を行う。この画像からラ プラシアン (Laplacian) 演算子により組織のエッジ成分を抽出する

(2) 特徴点抽出　ここでは，トラッキングの際に必要な特徴点を画像の幾何学 的特徴を用いて抽出する。まず，先に求めた組織のエッジ画像から4方向の 線セグメントを抽出する (図 6.14)。つぎに，これらの線セグメントのうち 異なる方向のセグメントの接点を特徴点として抽出する。なお，特徴点が現 れないような長い線セグメントが存在する場合は，一定間隔で特徴点を配置 する

0	0	0		0	1	0		1	0	0		0	0	1
1	1	1		0	1	0		0	1	0		0	1	0
0	0	0		0	1	0		0	0	1		1	0	0

図 6.14　4方向の線セグメント検出用間マスク

(3) 対応点検索　超音波画像の場合，得られる輝度情報は非常に不安定であり， 特徴点の対応づけに輝度情報を使用するのは得策ではない。したがって，各 特徴点におけるエッジの方向と特徴点間の距離を用いて特徴点を対応づける。 各特徴点におけるエッジの方向は，Robinson のエッジ検出オペレータ[49] に より 8 方向に近似する。つぎにフレーム間で，特徴点のエッジの方向のずれ が ± 45°以内のものを各特徴点の対応点候補とし，各特徴点について対応 点候補の中で距離が最も近いものを対応点と決定し，移動ベクトルを求める

なお，参考のために，図 6.15 を入力画像とし，領域分割した結果を図 6.16(a)， 移動ベクトルの推定結果を図 (b) に示した。また，図 6.17 に左心室壁の移動速度に 対応してカラー表示した領域分割線を B モード画像に重畳した処理結果，図 6.18

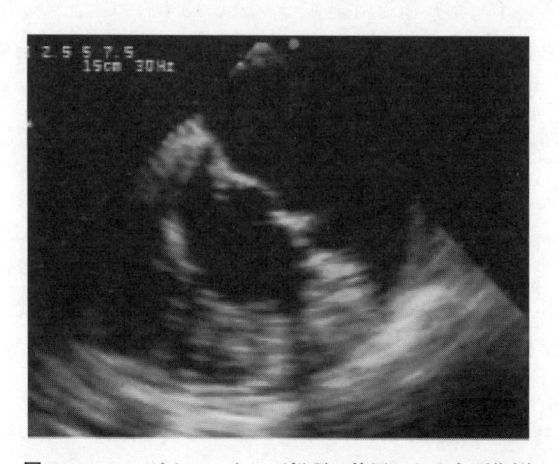

図 6.15　エッジトラッキング処理に使用した入力画像例

6.4 Bモード画像と画像処理例　127

(a) 領域抽出画像　　　　(b) 対応点移動ベクトル表示結果

図 6.16　エッジトラッキング処理例

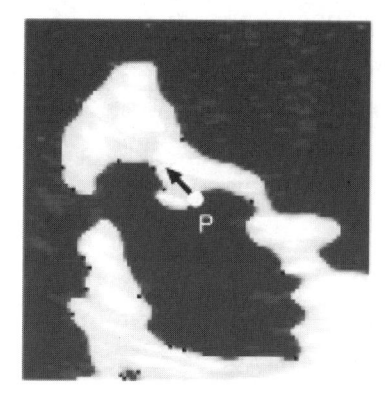

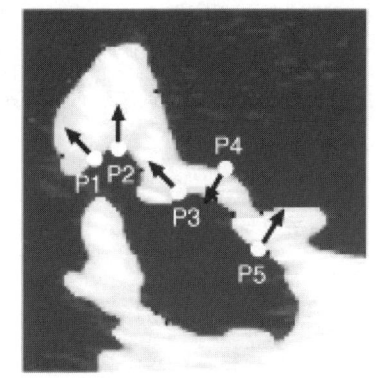

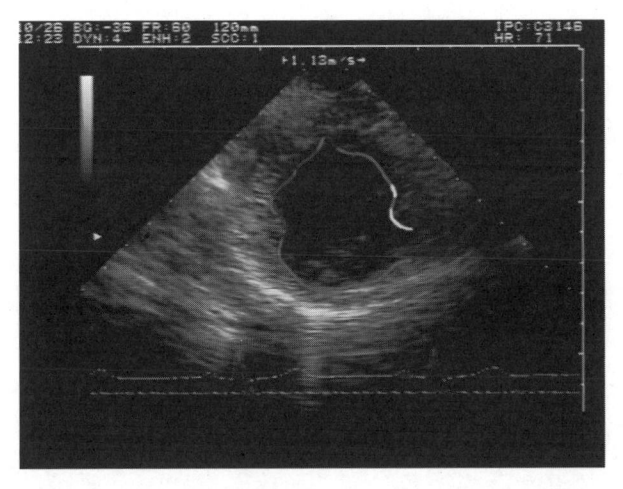

図 6.17　Bモード画像に重畳したエッジトラッキング画像例
（オリジナル：カラー）

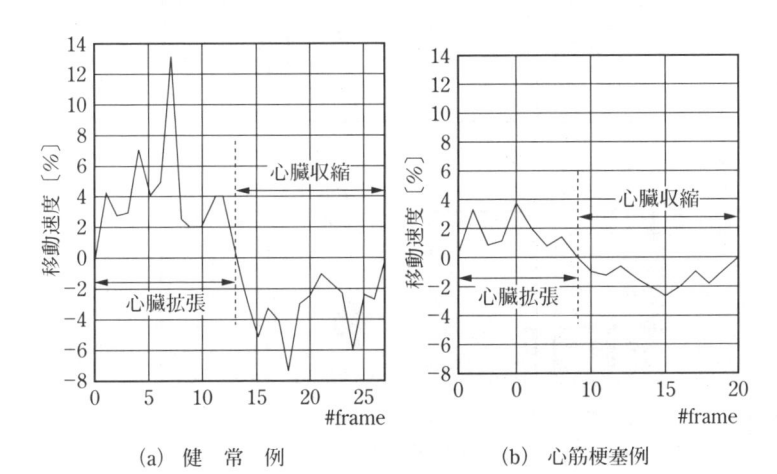

(a) 健 常 例　　　　　　(b) 心筋梗塞例

図 6.18　1心拍で推定した心室壁運動速度の時間的変化

に健常心と心筋梗塞心とで比較した心室壁の移動速度を示す．以上，臓器の定量的評価が可能であり，矛盾の少ない特徴点の対応づけが実現できるエッジトラッキング処理手法の一例を紹介したが，各時刻の画像から同一組織ポイントを特徴点として抽出しているかどうかという保証はない．

6.4.3 超音波映像のアーチファクト
〔1〕 Bモード断層画像

実際の超音波画像には，以下のような原因でアーチファクト（実際とは異なる状態を画像化した表示エラー）が含まれているから十分注意する必要がある．

(1) 多重反射　　反射強度が大きい物体がプローブとほぼ平行に存在すると，多数回の反射が起こり，これが往復時間に比例した距離に何度も表示されてしまう〔図 6.19(a)〕

(2) 滑面反射　　滑らかな反射体（嚢胞や血管など）は鏡面反射するため，円形断面や斜めに走行する血管像が表示されない〔図(b)〕

(3) 屈折　　超音波の伝搬パスに異なる音速をもつ物体が存在すると，その境界でスネルの法則に従って屈折するが，反射波は通過経路を逆進するから超音波が直進したとして誤った位置に表示されたり，観察できない位置が存在する〔図(c),(d)〕

(4) 超音波ビームのサイドローブ　　プローブの音場パターンがビーム状でなく広がりやサイドローブをもつため，点A直下にある反射体からのエコーがメインローブ点B直下に存在するものとして表示されてしまう〔図(e)〕

(5) 超音波ビームの広がり　　プローブの走査面に垂直な面内の超音波ビームは

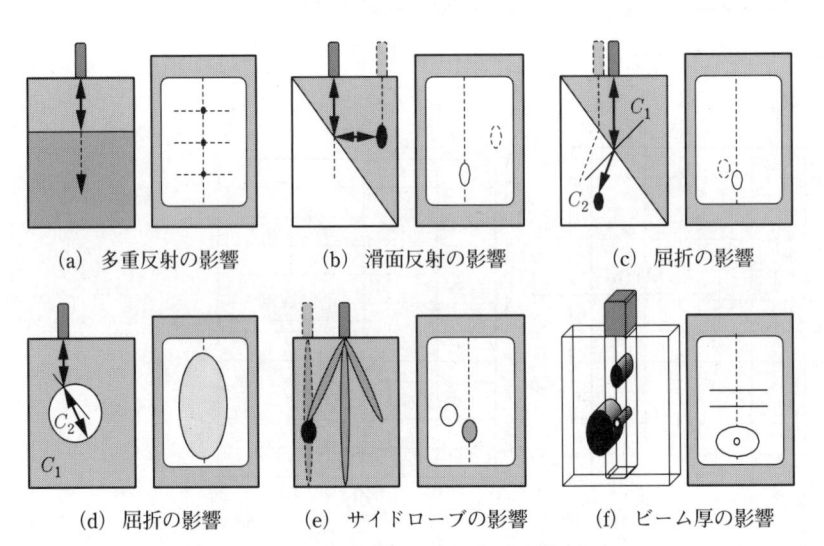

(a) 多重反射の影響　　(b) 滑面反射の影響　　(c) 屈折の影響

(d) 屈折の影響　　(e) サイドローブの影響　　(f) ビーム厚の影響

各図とも左が計測場の様子，右がBモード画像を示す

図 6.19 Bモード画像のアーチファクト例

音響レンズで絞っているが，十分には絞れないので伝搬方向に平行して存在する物体からのエコーが重なって表示される〔図 (f)〕

(6) 超音波スペックル　反射体が送波した超音波の波長以下の距離に存在すると，反射波が干渉してスペックルが発生し，反射体形状を正確に映像化することができない

〔2〕 カラードプラ画像

カラードプラ診断装置は，Bモードエコー断層診断装置と違い，超音波パルスを同方向に繰り返し送波し，周波数分析に必要な長さ N の時系列を得る，というビーム繰返し送波に余分な時間がかかり，十分な画像計測レートを確保することが困難になる。現在のカラードプラ装置は，周波数分析のための時系列の長さが短くてすむ瞬時周波数法を採用しているが，ノイズ低減のために同一方向に約10回程度のパルス送波が必要となり，走査方向数をBモードエコー法の半分に減少しても画像計測レートは約1/5に低下することになる。

また，パルスドプラ法においては，ちょうどストロボ撮影時に車輪の逆転現象が観察されるように，血流速度が速くなると計測の段階で周波数折返し現象が生じるので，誤った速度表示がなされることは，すでに5.6.3項で記述した。カラードプラ法もパルスドプラ法を基本としているため同様のアーチファクトが生じることになる。この誤表示を防止するには，パルス繰返し周期を短くすればよいが，計測可能深度が浅くなってしまう。例えば，20 cm の計測深度を確保するために，5 kHz のパルス繰返し周波数を使用した場合の限界流速は

$$v\cos\theta = \frac{1\,500 \text{ m/s}}{2 \times 3 \text{ MHz}} \times 2.5 \text{ kHz} = 0.625 \text{ m/s}$$

で与えられ，ドプラ角度 θ が小さいと頻繁に周波数折返し現象が生じやすいことが理解できよう。これはパルスが一定の間隔で送波された結果であるから，送波間隔を多重化することにより生じた位相差を検出して周波数折返し現象を防止するマルチサンプルレート法も考案されている[50]が，実用化はされていない。

6.5 非線形イメージング法*

6.5.1 概　　要

最近，非線形現象を積極的に利用する新しいイメージング技術である「ハーモニックイメージング (harmonic imaging) 技術」が注目されている。これまで本書の記述は，ドプラ法を除いて，超音波伝搬の線形特性に限定してきたが，ここでは，2.4.5項で記述した大振幅の超音波の伝搬に伴い発生する高調波を利用する手法 (組織ハーモニックイメージング法) と媒質の非線形性を強調する手法 (バブルハーモニックイメージング法) について概説する。

6.5.2　方位分解能の向上

　画像の方位分解能の向上を目標に，従来の超音波イメージング法で利用されてきた超音波をビーム状に絞る技術はほぼ限界にまで達している。**図 6.20**に1次元アレイ振動子で生成した超音波ビーム形状の概形を示すが，計測に利用する遠距離音場ではビーム中央部が最強であるから，原理的には2次高調波が発生しやすい領域である。このため，基本波の通過領域に比べて，2次高調波の発生領域は格段に狭くなり，微強超音波と媒質の非線形的な相互作用である2次高調波を画像化対象とする非線形超音波イメージング法は，方位分解能向上に有効な技術として期待されるようになってきた[51]。

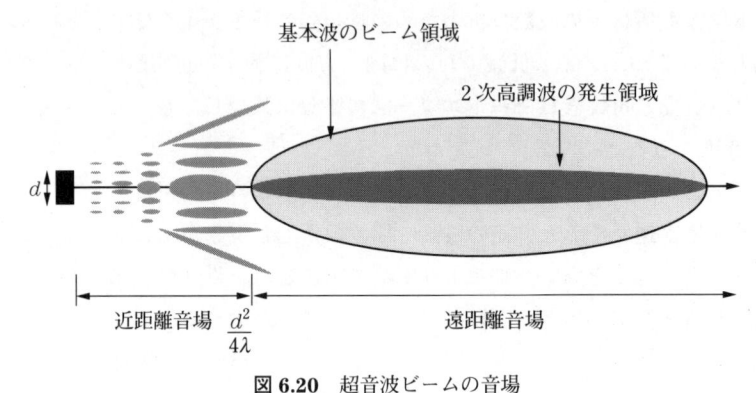

図 6.20　超音波ビームの音場

6.5.3　組織ハーモニック法

　微強超音波を送波して2次高調波情報のみを画像化する組織ハーモニックイメージング法は，非線形超音波イメージング技術の代表例である。しかし，基本波として送波した全エネルギーが2次高調波に移行するわけではないので，フィルタを利用して2次高調波成分を抽出しても鮮明な画像を描画することは難しい。この壁を乗り越えるために考案された技術が，位相の異なる二つの基本波パルス信号を利用するパルスインバージョンである。**図 6.21**にこの手法を図解するが，まず最初に音圧が高くなってから低くなる基本波パルス超音波を送波してエコー信号を保存しておき，つぎに音圧が低くなってから高くなる同じ周波数の基本波パルス超音波を送波して，そのエコー信号も保存する。ここで，両者のエコー信号の2次高調波成分は同相になるが，基本波は逆相になっているから，二つのエコー信号を単純に加算するだけで，2次高調波のみが強調されて抽出でき，ハーモニック信号の増強と抽出という所期の目的が達成できることになる。

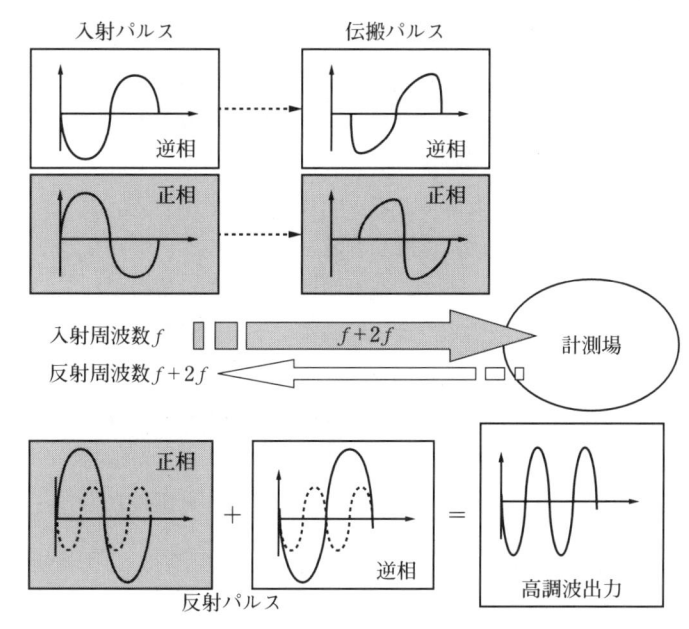

図 6.21 組織ハーモニックイメージング法とパルスインバージョン技術

6.5.4 バブルハーモニック法

一方，超音波造影剤を使用してエコー信号を増強することによってS/Nを向上し，超音波画像の画質改善を図る手法としてコントラストエコー法がある．従来のコントラストエコー法は，Bモードイメージング法と同様に搬送周波数(基本波)を画像化対象としていたこと，造影剤としてのバブル(空気の微小泡)の寿命が安定しなかったことなどから，期待されたほどの効果は認められなかった．しかし，最近，安定したバブルを発生する造影剤が市販されたこともあって，バブルハーモニックイメージング法が話題を集めている．体内に挿入されたバブルは，音響インピーダンスの相違を強調して強い基本波エコー信号を生成する造影効果だけではなく，入射超音波との共振やキャビテーションによる破壊に伴い高調波信号を発生する(図6.22)．このアコースティックエミッション信号の周波数は，基本的にはバブル径

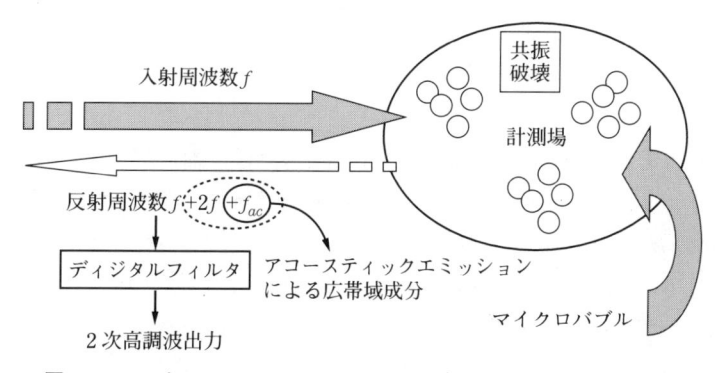

図 6.22 バブルハーモニックイメージング法とフラッシュエコー技術

に依存するのでバブル径がそろっていないと広帯域信号になるが，主として送波超音波の搬送周波数を基本波とする高調波信号が観測される．このとき，前述の組織ハーモニック信号は基本波とともに高調波成分を含むから，まず超音波造影剤を挿入する前の基本画像を収録した後，超音波造影画像を取り込みながら基本画像との差を抽出して，超音波造影効果のみを強調した画像を表示するディジタルサブトラクション手法が応用されている．また，連続的に微強超音波を送波すると，十分な造影効果が得られる前にバブル破壊が進行するので，造影領域にバブルが蓄積されるまで待ってから間欠的に微強超音波を送波するフラッシュエコー技術も考案されている．

超音波強度の安全性，超音波とバブルの相互干渉現象の解明など基礎研究に残された課題は多く，米国流の臨床応用が先行している感もあるが，従来，日本が世界をリードする数少ない独創的研究分野であった医用超音波においても，米国に立場を逆転された先端臨床技術の一例として紹介した．

6.6 3次元超音波映像化技術

6.6.1 概　　要

医用超音波はパルスエコー法やパルスドプラ法を基礎に急速な発展をとげ，現在では，Bモードエコー断層装置とカラードプラ診断装置が臨床の場に不可欠な診断装置になっている．しかし，現在の超音波装置は臓器や病変などの3次元的な立体構造物の断面のみを可視化しており，その空間的な位置や形状は医師が自らの解剖学的知識を援用して頭の中で創造しているのが現状である．

一般に，コンピュータを利用して3次元的な形状や空間的位置を描画しようという医用3次元画像処理は

(1) 診断の客観化　　心腔容量など各種臓器や腫瘍の体積計測値の定量的評価
(2) 治療の容易化　　病変組織の位置，形状，種類などを的確に把握し，放射線治療や手術の計画支援システムの構築

という医療現場からの要求に応えることを目的に研究されてきた[52]．

その後，X線CT装置やMRI装置が3次元表示機能を標準的に装備し，実用化が進展しているのに対して，超音波画像装置は大きく遅れてしまった経緯がある．この理由としては

(1) 画質の悪さ　　X線CT画像やMRI画像に比べて超音波画像は画質がよくないため，スペックルノイズの除去や臓器輪郭の抽出などに有効な標準的な画像処理アルゴリズムが発見されていない
(2) 送受波位置の不確定さ　　断層方向の可変性と操作の簡便性のゆえに，画像生成の自動化に不可欠なプローブ位置(送受波位置)に関する正確な情報を与える装置構造ではない

ことなどがあげられる。

このため，処理が複雑になり，リアルタイム計測可能という超音波法の利点が十分に生かせず，世界に先駆けて着手した Tanaka ら[53]や Eiho ら[54]の先導的研究に続いて，適用領域の拡大と手法自体の研究努力がなされたにもかかわらず，長い間，臨床装置に組み込まれるには至らなかった。しかし，最近のハードウェアの急速な進展がこの流れを変え，3次元超音波という研究分野が形成されつつある[55]。

本節では，送受波位置や計測断層面を容易に変化できるという特徴をもっている超音波3次元画像処理の現状を紹介する。

6.6.2 3次元立体画像の表示法

2次元ディスプレイに3次元立体情報を提示する基本技術は絵画にあり，実際，われわれは身のまわりの3次元的な情景を2次元的なカンバス上に描画している。これに対して，コンピュータを使って立体モデルを平面ディスプレイにどのように描画するかという問題は，コンピュータグラフィックス (computer graphics, CG) の研究分野において扱われている。医用超音波機器のディジタル化は，鮮明で，みやすい画像を生成するという要求を満たすために，コンピュータによる画像処理技術と融合し，いまでは医用画像処理という独自の研究分野を形成するまでに成熟しているが，立体画像表示技術も CG 技術と一体化し，新しい医用 CG 技術として開花しつつある。ただ，医用 CG においては，コンピュータ内部の立体モデルは計測に基づいて作成されること，CG 作成過程が考慮されることなく結果として表示された画像が診断に直結すること，など一般的な CG とは異なる立場を認識した技術開発が必要である。

現在，利用されている医用立体画像の表示法は，つぎのようにサーフェスベース法とボクセルベース法に大別することができる。

(1) サーフェスベース法　組織構造や臓器の表面提示に有用であり，領域分割後の表面データをワイヤフレームまたは種々の平面関数で表現するサーフェスレンダリングを使って表示する。後者の場合には，表面に陰影を付加して立体感を強調するなど多くの CG 手法が考案されている

(2) ボクセルベース法　通常，組織や臓器は内部が空洞ではなく実質をもつことが多い。この実質を表現するには，表面だけではなく内部にもデータを割り当てることができるボクセル (voxel) を利用する。ボクセルは3次元空間の微小立方体であり，2次元画像のピクセルに対応する要素と考えてよい。ピクセルが値をもつようにボクセルも値をもっているが，通常，超音波画像の場合には，B モード断層画像のグレイレベル値やカラードプラ画像の色彩情報など断層画像データがボクセル値として利用されている。本手法の画像表示は，組織や臓器を任意断面 (空間直交軸の x-y 断面，y-z 断面，z-x 断面など) で切断して視線上で最も手前のボクセル値を表示するテクスチャマッ

ピング画像法，視線方向線上で最も大きい値のみを表示する MIP(maximum intensity projection) 画像法などが利用されている

なお，これらの技法の詳細は文献 56),57),58) を参照されたい。

超音波画像の 3 次元表示は，計測 2 次元断層画像 (B モード画像など) を 3 次元空間に配置してボクセルデータを作成する後者のボクセルベースの表示法を利用することが多いが，計測した断層画像のピクセルサイズに比べて隣接する計測断面の間隔が広いので，6.3.2 項に記述した補間画像の作成法と同様に，ボクセルデータを線形補間する必要がある。このとき，実際の画像分解能を考慮せずに，より小さなサイズのボクセルに分割して補間表示すると，一見滑らかな立体画像を仮想的に表示することができる。つまり，画像処理技術や CG 技術を利用すれば，それなりに自然な画像を生成することができるが，鮮明さや，みやすさだけを追求するのではなく，3 次元計測の目的のもう一つの柱である正確さ (定量化) についても考慮しながら画像を生成する必要があることを忘れてはならない。

6.6.3 体表アプローチ法

〔1〕 概　要

医用 3 次元画像の研究が，CT 画像を積み重ねて表示することから始まったように，超音波 3 次元画像も同様の経緯をたどって来た。実際，複数の断層画像を計測する手法には，前項で紹介した Tanaka らが提案したプローブを断層面に対して水平方向に移動する手法〔図 6.23(a)〕と，英保らが提案した超音波ビームの進行方向を軸にしてプローブを回転させる手法〔図 (c)〕が基本である。

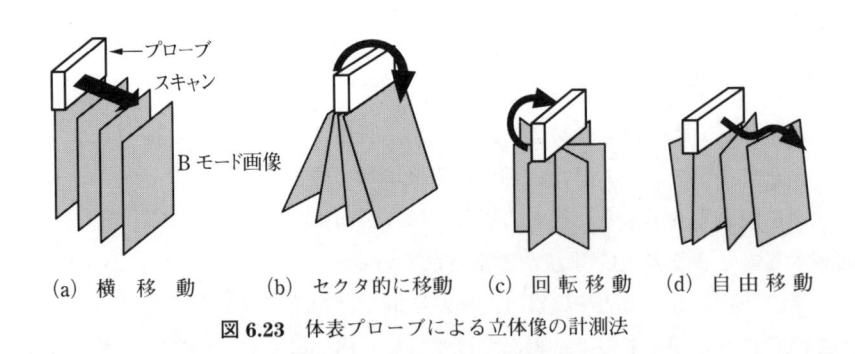

(a) 横移動　(b) セクタ的に移動　(c) 回転移動　(d) 自由移動

図 6.23　体表プローブによる立体像の計測法

現在，体表アプローチで一般的に試みられているのは，1 次元アレイプローブをモータに固定し，長軸方向を回転軸として扇状に機械走査する手法である〔図 (b)〕。また，Smith らは，超音波ビームを 3 次元空間内で電子的に走査する 2 次元アレイプローブ (298 素子) を試作し，並列処理することにより，毎秒 8 フレームで立体画像を映像化する高速超音波 3 次元映像装置を試作している[59]。

〔2〕 1 次元アレイプローブ法

馬場は超音波ビームトレーシング法という独自の手法を開発し，世界で初めて胎

児の立体画像計測に成功している[60]。これは，基本的には，ロボットビジョンなどの分野で距離画像と呼ばれる種類の3次元立体画像の計測と表示手法であり，プローブから反射位置までの距離を輝度レベルに変換し，近くは明るく，遠くは暗く表示する手法であり，シェーディングなどの高度なCG手法を利用することなく比較的容易に立体情報が表示できるというサーフェスベースの表示法である。3次元情報の収集のためには図6.23(b)の形式で計測領域を走査するが，画像処理が簡単になることから，最近では，毎秒1フレームの胎児立体画像の可視化に成功し，大きく口を開ける動作をしている妊娠26週正常胎児の表情変化を観察している(図6.24)。

また，電子走査式コンベックスプローブ(3.5 MHz)を図6.23(b)の形式で機械的に走査する3次元スキャナを開発し，CG技法を応用して肝臓や子宮内胎児の鮮明な立体可視化も実現している。これは，胎児診断の定量化を目的として，128枚の断層像を計測し，グラフィックプロセッサによって画像処理することにより，サーフェスベースの表面表示(距離画像表示)，ボクセルベースの3次元断面表示(縦断面像，横断面像，水平断面像)，マルチ断面表示(自由な角度の切断画像の回転表示)，積算表示(任意のビームパス上のエコー強度)，MIP表示(任意のビームパス上の最

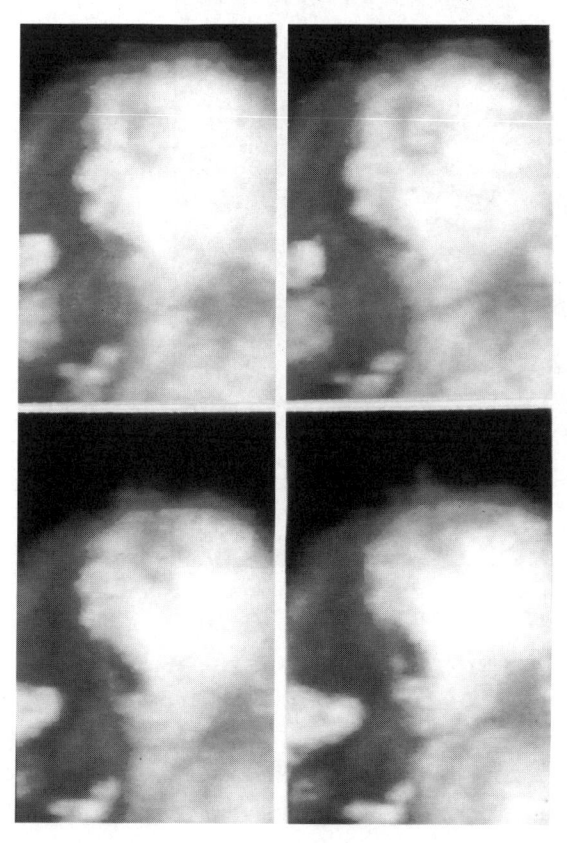

図 6.24 妊娠 26 週正常胎児の 3 次元画像
(提供：東京大学医学部 馬場一憲 助教授)

大エコー値），体積計算の 5 種類の表示ができる．

このほか，最近では，3 次元画像化機能を付加したタイプが普及しつつあることから，カラードプラ装置によって可視化した腎臓の内部血流，胎盤血流，肝臓血流などの血管走行や左室流入分布の 3 次元表示に関する臨床的報告例が多くなってきている．図 6.25 は 3 次元画像化機能を保有した臨床用超音波装置の表示例で，肝癌を取り巻く血管のカラードプラ画像を用いたテクスチャマッピング画像とパワーモード画像から生成した MIP 画像である．厳密には，MIP 画像は距離情報をもった 3 次元画像ではないが，画像をみるとなんとなく立体的にみえるし，処理が簡単であることから血管可視化には多用されている表示である．

さらに，図 6.23(d) のように通常の 1 次元プローブを自由に移動させることにより，任意断面の B モード画像を収集してコンピュータ内で 3 次元的に再構成する一般的な 3 次元超音波画像計測システムの開発も進んでいる[61]．

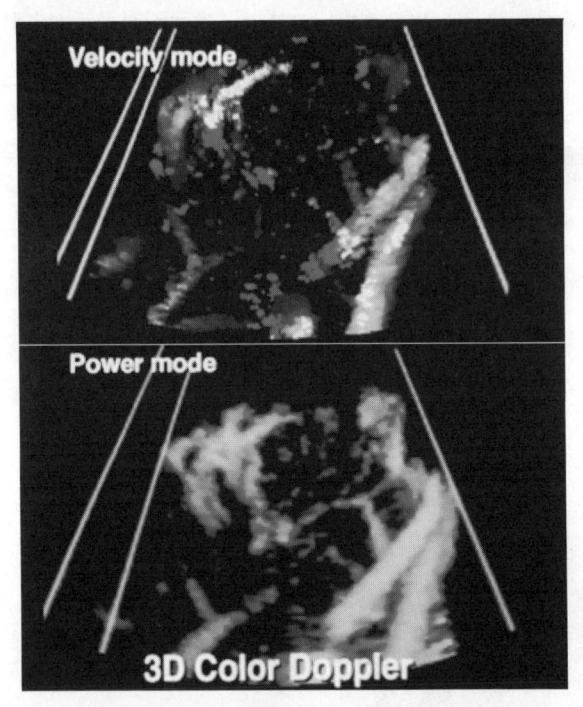

上：カラードプラ画像，下：パワーモード画像
（オリジナル：カラー）

図 6.25　肝癌を取り巻く血管の 3 次元画像
（提供：奈良県立医科大学　平井都始子　助手）

なお，インターネット経由で 2 次元画像を受け取り，奈良先端科学技術大学院大学（NAIST）の超高速画像処理サーバで 3 次元画像化して，先方に送り返す国際画像処理ネットワークを構築しているので，この成果の一例を紹介しておく．図 6.26 は，Nowicki 教授（ワルシャワ工科大学，ポーランド）らの研究グループが 30 MHz の高周波超音波 1 次元プローブを開発して図 6.23(a) の方式で計測した 80 枚の眼

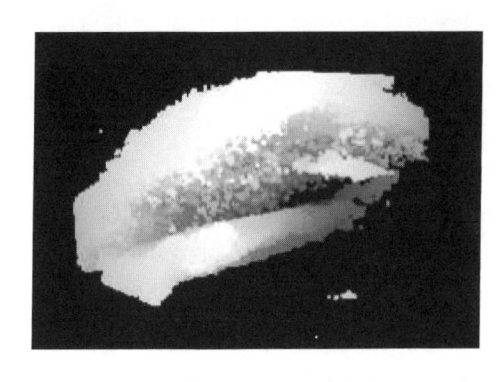

上：角膜
下：毛様体

図 6.26 眼球組織の3次元画像

球組織のBモード画像データを，NAISTで受信して生成・返送したボクセルベースの眼球組織3次元立体画像である。また，Per Ask 教授 (リンショピン大学，スウェーデン) らが図 6.23(c) の方式で計測した人工弁モデル流路でのカラードプラ画像を受信して，推定した人工弁の開閉に伴う3次元流速分布図も返送するなど，新しい医用情報環境の開発研究を始めている。情報ネットワークを利用すれば，手元に画像処理機器がなくても希望する画像を入手できる時代を迎えていることを実感して欲しい。

〔3〕 環状アレイプローブ法

Pini らは環状アレイプローブによって扇状の2次元心エコー断層画像を毎秒25フレームで計測し，心電同期をかけてアニュラープローブを中心軸のまわりに3.6°ごとに180°回転させ，合計51断面での計測を可能にする超音波エコー装置とコンピュータを結合して3次元立体画像を表示するシステムを開発している[62]。これは拍動する心臓のリアルな立体表示と心容積の計測を目的にしたもので，各2次元断層画像は 768 × 576 ピクセル，256 グレイレベルで標本化され，1心拍分 (1立体画像は50断面で構成) が3次元画像メモリ (256 × 256 × 576 ピクセル，1ピクセル = 8 bit) に蓄積される。その後，サーフェスベースの遠近画像を生成し，任意の観察視点からの立体画像を描画する。なお，バルーンに水を注入してその容積計算を行い，28 〜 307 ml の計測範囲を標準偏差 8.7 ml で推定できたという結果も得ている。

6.6.4 体腔内アプローチ法

体表アプローチでは超音波の送受波位置を正確に検知することは簡単ではないため，心臓領域では経食道アプローチの報告例が多い。ここでは，臨床応用を目的とした最初の研究例の一つである松村らの手法を紹介する[63]。これは，心疾患患者8例と大動脈疾患15例を対象に経食道エコー検査を実施し，1心拍ごとにエンコーダを用いて手動で2mmずつセクタ走査プローブを引き抜きながら計測した複数の横断断層画像を VTR に収録した後，3次元超音波処理システムに入力する手法である。画像処理の主体は2値化処理による対象部位の抽出とランバートシェーディン

グ (Lambert shading) 法を利用したサーフェスベースの陰影モデル表示であり，弁運動や心房中隔欠損孔が立体として静止画像あるいは動画像として表示される。

6.6.5 瞬時3次元超音波イメージング法*

ビーム走査を必要としない3次元画像計測法として4.5節において記述した瞬時映像法の応用として，実際に，8個の振動子をリング状に並べた2次元アレイ振動子を用いた細径プローブによる新しい立体画像計測手法の開発状況を紹介する[64]。

これは共振周波数10 MHz，外径2 mm，内径1 mmのリング状アレイ振動子を八つに分割し，一つを送波子，残りの七つを受波子として使用するもので

(1) 球面パルス送波　送波子に電気的インパルスを印加することにより球面超音波パルスを送波する

(2) エコー信号の収集　パルス送波後 $15 \sim 27~\mu s$ の各受波子出力を，標本化周波数100 MHz でA-D変換し，メモリに保存する

(3) 計測領域の設定　プローブ表面から前方 $10 \sim 20$ mm の 4 mm × 4 mm × 10 mm の領域を $10 \times 10 \times 20$ のボクセルに量子化し，各受波子についてパルス伝搬時間(送波子→各ボクセル→受波子)を計算する

(4) エコー信号の合成　同一のボクセルに対する各受波子の信号をメモリから読み出して加算する

(5) 画像形成　上記の加算値に閾値を設定し，2値画像としてボクセル表示するというパルス飛行時間法を基礎とする合成開口トモグラフィである。

現在，生体組織や人工物を計測対象とする実験を実施している段階であり，動画像計測レートもこの計測範囲であれば理論的には毎秒3 000フレーム程度まで実現できるが，実験的には装置の制約上，毎秒10フレームの動画像計測に成功した段階である。なお，**図 6.27**は距離画像表示した計測結果で，実験的に確かめた画像分解能は，方位分解能が平均で1 mm程度，距離分解能が0.2 mm程度であった。

瞬時映像法には，強力な球面パルス超音波の発生や変調波の利用など改良の余地

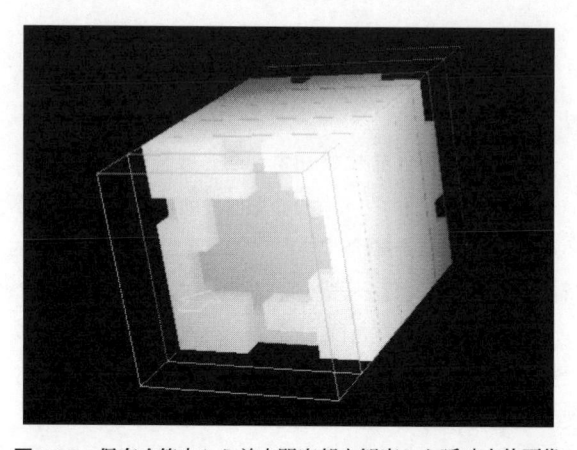

図 6.27　保存血管内から前方閉塞部を観察した瞬時立体画像

が残っているが，新しい3次元超音波画像計測法として有力な手法であると考えている。

6.6.6　3次元ディスプレイ
〔1〕**概　　要**

実際には自分の目の前にはない世界(仮想環境)を目の前にあるかのように3次元立体画像情報として提示する代表的な手法に，左右の視差を利用して立体視する視差画像方式がある。**図6.28**は，人間が立体物を観察している様子を示したもので，左右の目には異なった方向からの映像が入力され，立体視している。逆に，これらの方向から観測した映像をそれぞれ左右の目に提示してやれば，仮想的に立体視が可能になることがわかる。このためのツールは，スクリーンのように眺めるタイプと眼鏡のように装着するタイプに大別される。

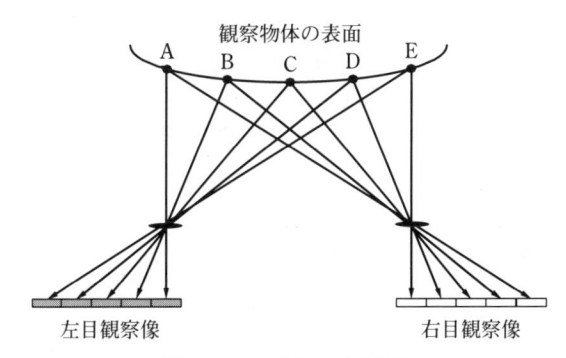

図6.28　立体像の計測原理

〔2〕**スクリーンタイプ**

スクリーンタイプには，レンズ前置方式とシャッタ眼鏡方式がある。まず，レンズ前置方式では，左目画像と右目画像を同じスクリーンに投影して，ディスプレイ表面に設置したレンチキュラーレンズなどで分離して立体視する〔**図6.29**(a)〕。このタイプは，画像が静止していても十分な奥行き感が得られるが，視点位置が制限されたり，大きな視野(現在，14インチ程度が限度)を得ることができないという欠点がある。

つぎに，シャッタ眼鏡方式では，左目画像と右目画像を交互にスクリーンに投影し，提示画像に同期して眼鏡の左右を開閉して残像効果を利用して視差画像を提示し，立体視する〔図(b)〕。このタイプは，シャッタに液晶を使用したものが主流で，眼鏡が軽く拘束感も少なく，複数の投影装置を使用する360°の全周型スクリーンを使用すれば複数人での観察も可能である。しかし，投影画像の画質や投影画像のつなぎ目などに若干の問題点が残っている。

140　　6. 画像化技術

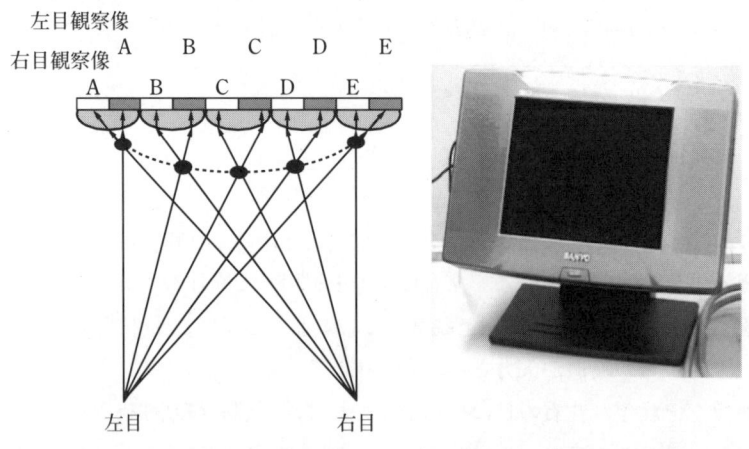

(a) レンチキュラーシート前置 TV モニタ

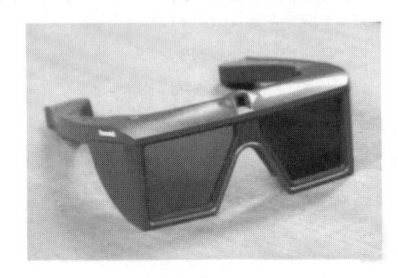

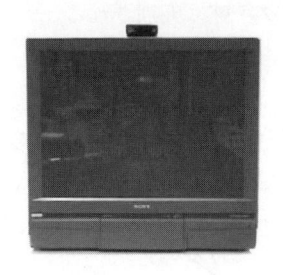

液晶シャッタ眼鏡　　　ステレオモニタ

(b) シャッタ同期眼鏡付 TV モニタ

図 6.29　スクリーンタイプの立体画像の提示装置例

〔3〕 眼鏡タイプ

左右の眼鏡面にそれぞれの視差画像を提示し，左右の目に入る映像を制御して立体感を提示する (図 6.30)。このタイプの代表例である頭部装着形ディスプレイ (head mounted display, HMD) は，容易に奥行き感が実感できるが，拘束感が大きいという欠点がある。なお，映像表示面を完全なミラーにして外界がみえないようにした不透過タイプとハーフミラーで構成して外界が透けてみえる透過タイプがある。

臓器や病変部位の空間的位置を把握することが重要な医療診断応用には，3次元

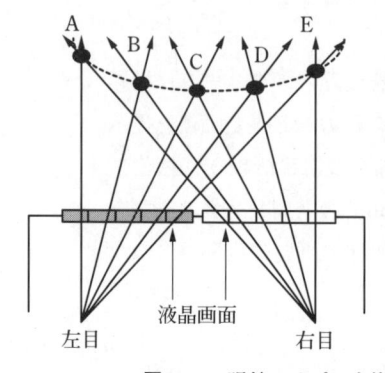

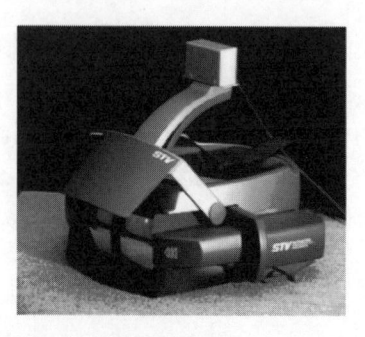

図 6.30　眼鏡タイプの立体画像の提示装置例(HMD)

ディスプレイが有用であろうと考えるが，まだ評価が確定しているわけではないし，計測した断層画像や立体再構成画像といった仮想世界のみを提示することは容易であっても，患者の該当部位に違和感なく提示するといった仮想世界と実世界の融合表示は研究開発中の技術である．

6.6.7 VR技術と3次元超音波
〔1〕 概　　要

VR技術は，実際の物理世界では体験できない環境をコンピュータの仮想世界で実現し，実際にそのような物理世界があるかのように提示する技術である[65),66)]．この仮想世界には

1) アニメやゲームなどの創造的空想世界
2) 人体内のように実在するが決して体験できない不可視世界
3) 宇宙や海底また災害など通常では経験しえない極限環境世界
4) 遠隔地など目の前には存在しない空間依存形実在環境
5) 遺跡など過去には実在した時間依存形実在環境

などがあり，画像モデルが実在しない場合と実在する場合とがある．

医学分野においては，体内臓器や代謝機能という画像モデルは実在するが，通常の状態ではみることができない不可視情報を「仮想的ミクロの決死圏」を構成して提示・操作する技術として注目を集めている[67)]．

このような画像モデルを必要とする医療行為には，不可視情報を可視化する「診断」と投薬と手術を中心とする「治療」があるが，VR技術は診断支援と手術支援の両方の医療行為に応用可能である．

〔2〕 不可視世界と医用VR

実在する画像モデルが，医師の目の前にあるのか，遠隔地にあるのかによって必要な基盤技術は異なる．ここでは，実在する画像モデルをよりリアルに再現（生成）することが重要な課題である画像診断支援と，生成した環境に対する操作技術が必須である手術支援について，最近の研究を紹介する．

前者の画像診断支援システムの代表例に，米国のNational Library of Medicine[68)]や，Mullickら[69)]またStewartら[70)]などが構築している人体データベースがある．これらは，あたかも目の前に人体標本が存在するかのように，皮膚，筋肉，脂肪，血管，臓器，骨格と，頭部から足先まで全身の構成要素のリアルな再現に成功している．この応用分野に最も重要な技術は，リアルな画像の表示技術であり，実時間処理は必要としない．このため，3次元再構成アルゴリズム（セグメンテーション，ラベリング，レンダリングなど）を中心とした画像処理分野での研究成果が比較的簡単に応用でき，CG技術もストレートに適用可能であるが，人体データベース仮想病院の構築につながる課題としては，これらの仮想臓器に定量的な生理学的データを付加して，実際に切ったり，触ったりといった仮想環境への操作技術の開発がある．

また，後者の手術支援システムは，VR技術の医用分野への応用例として最も期待されている話題である．術前の手術計画や手術シミュレーションに利用する術前支援システムにおいては，画像がよりリアルな3次元立体画像として表示されるだけでもVR技術応用の効果は大きいが，Fucksら[71]は，超音波で計測した針の挿入状態を3次元可視化して，透過形HMDに提示する超音波ガイド下のバイオプシ（超音波画像を観察しながら針を刺して組織切片を採取する技術）術中支援システムを開発している．通常は，超音波断層画像の中に映し出される針の先端位置や挿入方向を推定しながら，患部組織の切片を採取するが，本システムは患者の乳房の中に針が立体的に提示されるので，患部を容易に探りあてることができる．

〔3〕 3次元超音波とVR

Bajuraらは，超音波映像法に内在する空間解像度の低さ，屈折による歪み，音響陰影などの欠点を補う画像処理技術の研究開発が課題ではあるが，リアルな画像モデルが生成できること，MRIなどのように手間のかかる画像モデルではなくリアルタイム画像であることなどの利点をもっており，3次元超音波は画像診断法に新しい可能性を提供する技術である，と明言している[73]．

しかし，通常のTVモニタに擬似的な3次元画像を描画しても上記の目的を達成することは容易ではないことから，VRを応用した提示技術の研究が進められている．ここでは，筆者の研究グループが北畠，三神らと共同して開発中の画像処理システムを紹介する[74]．この画像処理には並列処理コンピュータを使用しており，つぎの手順でVR用立体画像を生成する．

1) 経食道エコー法により1心拍20枚の2次元断層画像（縦断画像）を計測する〔図6.31(a)〕
2) 心拍に同期してプローブを2.5°ずつ回転させ，異なる28断面で縦断像を収集する〔図(b)〕
3) 合計560枚の縦断画像をコンピュータに入力し，各縦断画像に対して320×240ピクセルの窓で心臓領域を切り出す
4) 縦断画像を40×30ピクセルに縮小し，3次元メモリ（x-y平面：計測断面，z軸：計測方位）に収録する〔図(c)〕
5) 心筋部は輝度が高く，心腔内は低いから，計測縦断画像に対して適当な閾値を決め，この閾値が存在する空間座標点（心筋表面の座標点）を計算する〔図(d)〕
6) 心筋表面座標点を円筒座標系から直交座標系に変換し，座標点の法線ベクトルを計算する
7) 各座標点の法線ベクトルと光源の関係から座標点の輝度を計算する
8) 表面接続を滑らかにするために各座標点の輝度を線形補間してカラー表示する〔図(e)〕

実際，断層画像のディジタル化，ボクセルデータの作成，法線ベクトルの計算な

6.6 3次元超音波映像化技術　143

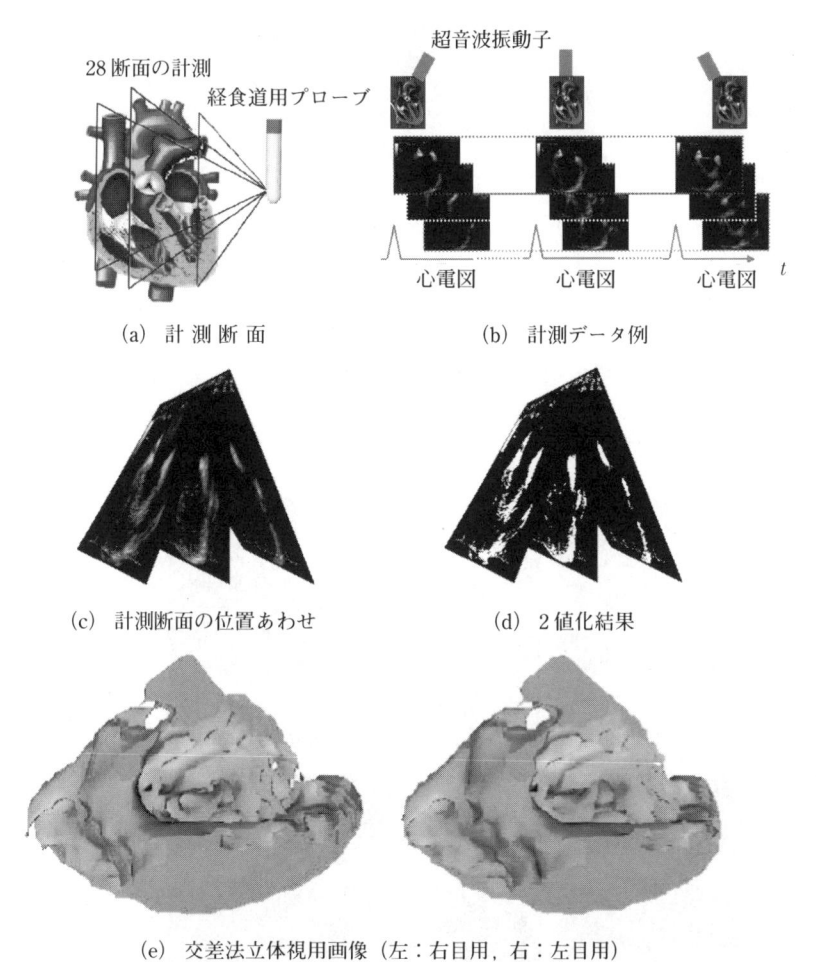

(a) 計測断面

(b) 計測データ例

(c) 計測断面の位置あわせ

(d) 2値化結果

(e) 交差法立体視用画像（左：右目用，右：左目用）

図 6.31　3次元心エコー画像の作成過程と結果(オリジナル：カラー動画)

どに要する時間は約 60 秒であり，Z バッファによる陰影処理後に，立体視用大形スクリーンや HMD またレンズ前置式 TV モニタなどへのステレオ画像表示はリアルタイム (毎秒 16 フレーム) で実行できる．

さらに，この画像処理システムは，3次元立体心エコー画像を患者の対応する位置に仮想的に重畳して表示することができる (図 6.32)．なお，この表示システムは，医師の観察姿勢や患者の動きと方向をポジションセンサで検知する機能を保有し，常時，正しい向きと位置を計算して 3 次元画像をしかるべき位置に提示している (図 6.33)．

144   6. 画像化技術

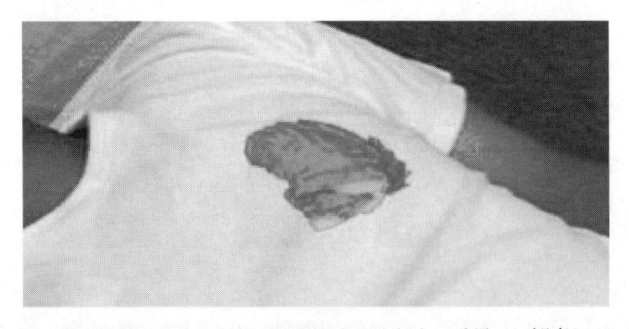

3次元立体超音波心エコー画像を患者の胸部上に重畳して観察している診断場面の合成図（観察者は実際にこの図のようにみえている）

図 6.32 VR技術の応用例

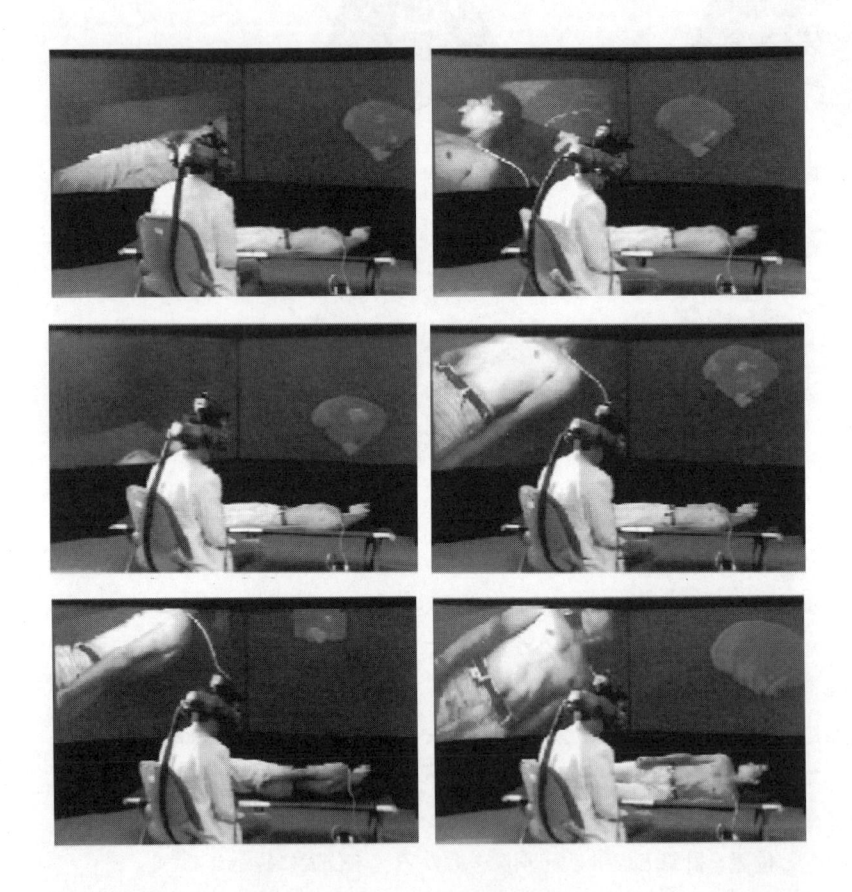

医師の頭部に装着したカメラで撮影した患者の画像を左の大スクリーン，医師が観察中の3次元心エコー画像と同じものを中央大スクリーンに，それぞれ表示して，医師や患者の動きに追随して観察画像の提示位置・大きさ・方向が変化している様子をデモンストレーションしている

図 6.33 診断の様子

演 習 問 題

【1】 **Bモード画像について**　1波長余弦波パルス超音波の搬送周波数を5 MHz，ビーム幅を1 mm，パルス繰返し周波数を5 kHz，リニア走査の横方向走査回数を129回としてBモード画像を表示したい。つぎの問に答えよ。ただし，ビーム幅が重ならないように走査するものとし，伝搬速度は$C = 1\,500$ m/sとせよ。

1) 512×512ピクセルの画像を生成するとき，横方向のピクセル$a_{i,J}$を線形補間式で表現せよ ($i \in [1, 512]$, J：固定)。

2) 縦方向(パルス超音波の伝搬方向)のピクセル数は理論的にはいくらまで細かくできるか。

【2】 **Bモード画像について**　512×512のピクセル対応のディスプレイにセクタ走査Bモード画像(パルス繰返し周波数：5 kHz，パルスビーム幅：5 mm，走査角度範囲：$-60 \sim 60°$，走査線数：120)を表示したとき，つぎの問に答えよ。ただし，仮想ビーム走査開始点は$[256, 0]$，ビームは等間隔走査とし，伝搬速度は$C = 1\,500$ m/sとせよ。

1) $[256, 512]$をプローブ直下の計測可能深度限界として表示する場合，最大走査角度$-60°$に対応する計測可能深度限界のピクセル位置を求めよ。

2) $[128, 256]$のピクセル値に対応するエコー信号は存在するか。存在すれば，その値が得られる標本時刻をパルス送波時刻を0として答えよ。

【3】 **超音波アーチファクトについて**　超音波画像計測は不可視情報を可視化できることに特徴があり，あらかじめ断面情報を知っているわけではない。このため，表示された画像に多重反射や鏡面反射の影響があるかどうか判定することは難しいが，リアルタイム計測という利点を生かせば，ある程度はこれらの影響を排除して未知の断面情報を把握することが可能である。計測時にどのような工夫をすればよいか述べよ。

【4】 **エッジフィルタについて**[*]　ラプラシアン演算子の計算式を調べ，その特徴を記述せよ。

【5】 **3次元画像について**[*]　レイトレーシング技術またZバッファ技術について記述せよ。

付　　　録

1. 金子書簡
＜1996年9月日本超音波医学会関西地方会に寄せて＞

偶然の発見：　里村助教授(当時)は生体の振動をドプラでとらえようとしたので，血流のドプラは偶然の発見です．腕の血管からドプラ雑音を最初に発見しましたが，動脈壁の振動によるものか血流によるものか最初に判別するための実験をしました．その結果，血流によることが判明したのです．

反射源の同定：　以上のように血流によることがわかり，色々流体力学的研究をしてKellerの乱流による反射波の論文をよみ，乱流によるとしたのです．里村助教授急逝の後，加藤教授が共同研究され，ドプラ雑音は血流の中の血球からの反射によることを明らかにしました(この時，中川格一研究生との実験の時に水流に小砂が混じりこれの反射波を見てから血球の実験を始めたのです)．

パワーモードの基礎：　加藤教授はドプラ信号の周波数以外にPowerの研究をされ，Powerは血球数に比例する

$$V^2 = k \cdot (rP)^2 \cdot s \cdot n \cdot l$$

ただし，検出音圧：V，k：比例定数，r：血球の音圧反射率，P：超音波の音圧，s：血管断面積，n：単位体積中の血球数，l：超音波が照射されている血管の長さ

なる式で出力をあらわされました．この基礎は世界的に誇るべきものですが，産研研究誌(Kato K, Kido Y, Motomiya M, Kaneko Z, Kotani H : On the mechanism of generation of detected sound in ultrasonic flowmeter, Memoirs Inst Science Indust Res Osaka Univ, 19, 51-7, 1962)に発表されたので，知らない人が多いのは残念です．

分析手法の模索：　装置に関しては記録方式で苦心しました．最初はMingographで1kHzくらいしか，次はVisigraphで2kHzまで，最後にSonagraph分析にたどりつき，これが最も正確で多くの情報を含むことを我々が世界で最初に発表したと思います．現在は世界的にSonagraph分析が主流を占めていますが，これをわれわれが始めたことを知らないのも残念です．

(注) なお，これらの内容は，文献75)に詳しく紹介されている．

2. 離散フーリエ変換の高速演算

〔1〕はじめに

1965年にCooleyとTukeyが高速フーリエ変換(fast Fourier transform, FFT)と呼ばれるDFTの高速計算アルゴリズム[76]を発表し，データ数Nのとき，DFTの直接計算による乗算回数がN^2回になるのに対し，$N \log N$回と大幅に短縮されることを示してから，ディジタル信号処理が脚光を浴びるようになった．この延長として，数論変換と呼ばれる高速変換の算法の研究が盛んになり，現在ではより高速演算可能なWinograd変換(対称性が悪い)[77]や実数変換であるHartley変換[78]が考案されている．

〔2〕複素フーリエ変換の再定義

長さNの複素時系列$\{x[n]\}$とそのDFT $X[p]$を次式で定義する．

$$X[p] = \sum_{n=0}^{N-1} x[n] W_N^{-pn} \tag{1}$$

$$x[n] = \frac{1}{N} \sum_{p=0}^{N-1} X[p] W_N^{pn} \tag{2}$$

ただし

$$W_N = \exp\left(j\frac{2\pi}{N}\right) \tag{3}$$

実際これが変換対になっていることは，以下のように確かめられる．

$$\begin{aligned} X[p] &= \sum_{n=0}^{N-1} \left(\frac{1}{N} \sum_{q=0}^{N-1} X[q] W_N^{qn} \right) W_N^{-pn} \\ &= \frac{1}{N} \sum_{q=0}^{N-1} X[q] \sum_{n=0}^{N-1} W_N^{(q-p)n} \\ &= \frac{1}{N} \left(X[q] N \mid_{q=p} + \sum_{q=0, q\neq p}^{N-1} X[q] \frac{1 - W_N^{(q-p)N}}{1 - W_N^{(q-p)}} \right) \\ &= X[p] \end{aligned}$$

また

$$x^*[n] = \frac{1}{N} \sum_{p=0}^{N-1} X^*[p] W_N^{-pn} \tag{4}$$

が成立していることがわかるから，順変換のアルゴリズムを使えば，逆変換が可能である．

〔3〕高速演算アルゴリズム-FFT-

(a) 指数項の性質 まず，W_N^{pn}の性質を調べておく．p, nはそれぞれ$N-1$までの整数値をとるから

$$0 \leq pn \leq (N-1)(N-1) \tag{5}$$

であるが，これを詳しく観察すると，pnは必ず以下のいずれかのグループに属することがわかる．

$$\begin{aligned} g[1] &= [0, N-1] \\ g[2] &= [N, 2N-1] \\ g[i] &= [(i-1)N, iN-1] \\ g[N-1] &= [(N-2)N, (N-2)N+1] \end{aligned}$$

ここで，一般にグループ$g[i]$にはN個の要素があるが，最初から数えてk番目の要素は$pn = iN + (k-1)$であるから

$$W_N^{iN+(k-1)} = W_N^{k-1}$$

が成立し，W_N^{pn}はたかだかN個の値で表現できることがわかる．

(b) DIT法 まず，時間分割 (decimation in time) アルゴリズムについて説明する．標本時間を偶数と奇数に分割する．ここで，$x[2m]$のフーリエ変換を$X_{\text{even}}[q]$，$x[2m+1]$のフーリエ変換を$X_{\text{odd}}[q]$とする．

$$X_{\text{even}}[q] = \sum_{m=0}^{N/2-1} x[2m] W_{N/2}^{-qm} \tag{6}$$

$$X_{\text{odd}}[q] = \sum_{m=0}^{N/2-1} x[2m+1] W_{N/2}^{-qm} \tag{7}$$

よって

$$X[p] = \sum_{n=0}^{N-1} x[n] W_N^{-pn}$$

$$= \sum_{m=0}^{N/2-1} x[2m] W_N^{-2mp} + \sum_{m=0}^{N/2-1} x[2m+1] W_N^{-p(2m+1)}$$

$$= \sum_{m=0}^{N/2-1} x[2m] W_{N/2}^{-pm} + \sum_{m=0}^{N/2-1} x[2m+1] W_{N/2}^{-pm} W_N^{-p}$$

$$= X_{\text{even}}[p] + W_N^{-p} X_{\text{odd}}[p] \tag{8}$$

$$X\left[p+\frac{N}{2}\right] = \sum_{n=0}^{N-1} x[n] W_N^{-(p+N/2)n}$$

$$= \sum_{m=0}^{N/2-1} x[2m] W_N^{-2m(p+N/2)} + \sum_{m=0}^{N/2-1} x[2m+1] W_N^{-(p+N/2)(2m+1)}$$

$$= \sum_{m=0}^{N/2-1} x[2m] W_{N/2}^{-pm} W_N^{-mN} + \sum_{m=0}^{N/2-1} x[2m+1] W_N^{-2p(m+1/2)} W_N^{-(mN+N/2)}$$

$$= X_{\text{even}}[p] + W_N^{-p} W_N^{N/2} X_{\text{odd}}[p] \tag{9}$$

$$= X_{\text{even}}[p] - W_N^{-p} X_{\text{odd}}[p] \tag{10}$$

が成立し，最初に $N/2$ ポイント DFT を実行しておくと，最終段では積 $W_N^q X_{\text{odd}}[q]$ を $N/2$ 回実行すればよいことがわかる (**付図1**)．

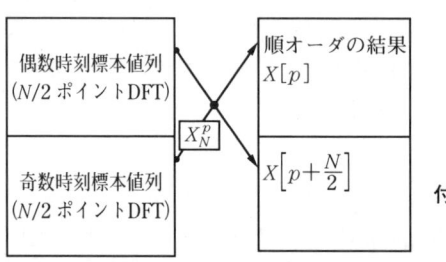

付図1 時間分割 (DIT) アルゴリズムの図解

この操作を順に前段の DFT に適用していけばよいが，この分割が最初まで可能であるには $N = 2^K$ となる必要がある．

このとき，全体で k 段 (ステップ) あるから，DFT の計算に必要な乗算回数は

$$K\frac{N}{2} = \frac{1}{2} N \log_2 N$$

となり，N^2 に比べると格段に高速演算が可能であることがわかる．

(c) **DIF 法**

$$X[p] = \sum_{n=0}^{N-1} x[n] W_N^{-pn}$$

$$= \sum_{m=0}^{N/2-1} x[m] W_N^{-pm} + \sum_{m=0}^{N/2-1} x\left[m+\frac{N}{2}\right] W_N^{-p(m+N/2)}$$

$$= \sum_{m=0}^{N/2-1} x[m]W_N^{-pm} + \sum_{m=0}^{N/2-1} x\left[m+\frac{N}{2}\right]W_N^{-pm}W_2^p$$

$$= \sum_{m=0}^{N/2-1} \left(x[m] + (-1)^p x\left[m+\frac{N}{2}\right]\right)W_N^{-pm} \tag{11}$$

$$X[2q] = \sum_{m=0}^{N/2-1} \left(x[m] + (-1)^{2q} x\left[m+\frac{N}{2}\right]\right)W_N^{-2qm}$$

$$= \sum_{m=0}^{N/2-1} \left(x[m] + x\left[m+\frac{N}{2}\right]\right)W_{N/2}^{-qm}$$

$$X[2q+1] = \sum_{m=0}^{N/2-1} \left(x[m] + (-1)^{2q+1} x\left[m+\frac{N}{2}\right]\right)W_N^{-(2q+1)m}$$

$$= \sum_{m=0}^{N/2-1} \left(x[m] - x\left[m+\frac{N}{2}\right]\right)W_N^{-m}W_{N/2}^{-qm}$$

この場合は,最初にこの操作を実行すると,NポイントDFTが二つの$N/2$ポイントDFTに縮退できることがわかる(**付図 2**)。また乗算は$N/2$回のみであり,$N=2^K$のときは以後のステップはKあるから,DFTの計算に必要な乗算はDIT法と同様に

$$\frac{1}{2}N\log_2 N$$

であることがわかる。

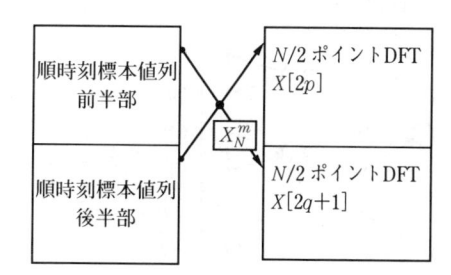

付図 2 時間分割(DIF)アルゴリズムの図解

(d) ビットリバース DIT法でもDIF法でも,分割並べ替えを繰り返すから,データの順序が変化する。この変化は,いわゆるビットリバースと呼ばれる操作によって実現できるが,ここでは,$N=8$の場合について説明する。$p=0,1,2,3$に対して

$$X[p] = \sum_{n=0}^{7} x[n]W_8^{-pm}$$

$$= \sum_{m=0}^{3} x[2m]W_4^{-pm} + W_8^p \sum_{m=0}^{3} x[2m+1]W_4^{-pm}$$

$$= \sum_{l=0}^{1} x[2(2l)]W_2^{-pl} + W_4^{-p}\sum_{l=0}^{1} x[2(2l+1)]W_2^{-pl}$$

$$+ W_8^p\left(\sum_{l=0}^{1} x[2(2l)+1]W_2^{-pl} + W_4^{-p}\sum_{l=0}^{1} x[2(2l+1)+1]W_2^{-pl}\right)$$

$$= (x[0] + W_2^{-p}x[4]) + W_4^{-p}(x[2] + W_2^{-p}x[6])$$
$$+ W_8^{-p}((x[1] + W_2^{-p}x[5]) + W_4^{-p}(x[3] + W_2^{-p}x[7]))$$
$$X\left[p + \frac{N}{2}\right] = (x[0] - W_2^{-p}x[4]) - W_4^{-p}(x[2] - W_2^{-p}x[6])$$
$$- W_8^{-p}((x[1] - W_2^{-p}x[5]) - W_4^{-p}(x[3] - W_2^{-p}x[7]))$$

と記述できることがわかり，$a+Wb$ と $a-Wb$ が演算できる基本演算構造 (蝶々に似ていることからバタフライとも呼ばれている) を用いて，付図 3 に示すような信号流れ図を考えると，左端に時系列 $\{x[n]\}$ を入力した場合，その DFT が右端に出力されることがわかる．

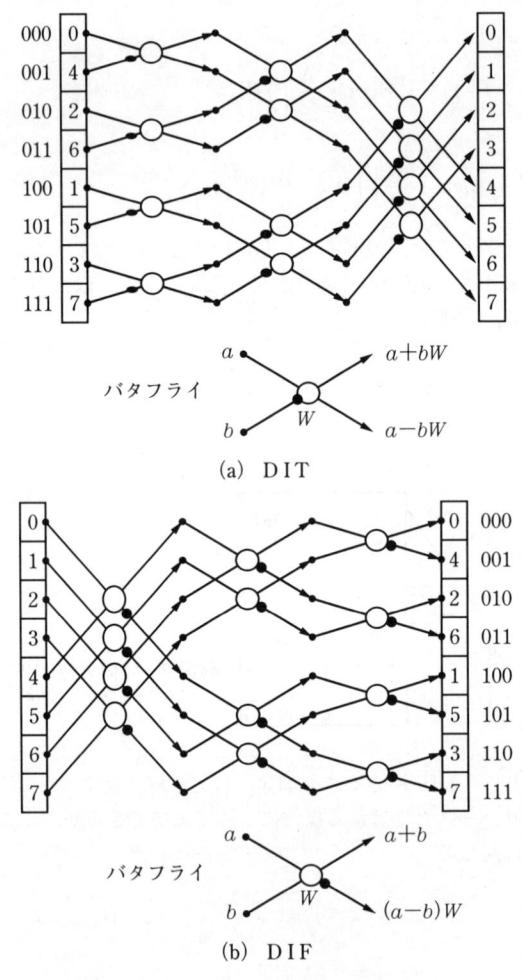

(a) DIT

(b) DIF

付図 3　ビットリバースと信号流れ図 ($N=8$)

〔4〕実数時系列への適用

(a) 二つの時系列の同時変換　　実際の物理システムから標本化した二つの時系列 $x[n]$ と $y[n]$ のフーリエ変換を考える．ここで

$$z[n] = x[n] + jy[n] \tag{12}$$

となる複素時系列を生成すると，そのフーリエ変換は

$$Z[p] = \sum_{n=0}^{N-1} z[n] W_N^{-pn}$$

$$= \sum_{n=0}^{N-1} (x[n] + jy[n]) W_N^{-pn}$$

$$= X[p] + jY[p] \tag{13}$$

$$= \text{Re}[X[p]] - \text{Im}[Y[p]] + j(\text{Im}[X[p]] + \text{Re}[Y[p]]) \tag{14}$$

$$Z[N-p] = \sum_{n=0}^{N-1} z[n] W_N^{-(N-p)n}$$

$$= \sum_{n=0}^{N-1} z[n] W_N^{pn}$$

$$= \left(\sum_{n=0}^{N-1} x[n] W_N^{pn}\right)^* + j \left(\sum_{n=0}^{N-1} y[n] W_N^{pn}\right)^*$$

$$= X^*[p] + jY^*[p] \tag{15}$$

$$= \text{Re}[X[p] + \text{Im}[Y[p]] + j(-\text{Im}[X[p]] + \text{Re}[Y[p]]) \tag{16}$$

よって

$$X[p] = \frac{1}{2}(\text{Re}[Z[p] + Z[N-p]] + j\text{Im}[Z[k] - Z[N-k]]) \tag{17}$$

$$Y[p] = \frac{1}{2}(\text{Im}[Z[p] + Z[N-p]] + j\text{Re}[Z[N-k] - Z[k]]) \tag{18}$$

乗算回数は，二つの時系列を別々にフーリエ変換すると $N \log_2 N$ のオーダであるが，この場合は $N/2 \log_2 N$ と半分ですむ．

(b) 一つの時系列の場合 長さ N の時系列 $\{x[n]\}$ から偶数番目と奇数番目のデータを取り出し，長さ $m = N/2$ の複素時系列を生成する．

$$z[m] = x[2m] + jx[2m+1] \tag{19}$$

ここで，もとの時系列のフーリエ変換は

$$X[p] = \sum_{n=0}^{N-1} x[n] W_N^{-kn}$$

$$= \sum_{m=0}^{M-1} (x[2m] + x[2m+1] W_N^{-p}) W_N^{-2mp}$$

$$= \sum_{m=0}^{M-1} \left(\frac{x[2m] + jx[2m+1] + x[2m] - jx[2m+1]}{2} W_M^{-pm} \right.$$

$$\left. + \frac{x[2m] + jx[2m+1] - x[m] - jx[2m+1]}{2j} W_M^{-pm} W_N^{-p} \right)$$

$$= \frac{1}{2} \sum_{m=0}^{M-1} (z[m] + z^*[m]) W_M^{-pm} + \frac{W_N^{-p}}{2j} \sum_{m=0}^{M-1} (z[m] - z^*[m]) W_M^{-pm}$$

$$= \frac{1}{2}(Z[p] + Z^*[M-p]) + \frac{W_N^{-p}}{2j}(Z[p] - Z^*[M-p]) \tag{20}$$

よって，乗算回数は次式のように通常の半分でよいことがわかる．
$$\frac{M}{2}(\log_2 M - 1) = \frac{N}{4}(\log_2 N - 1) \tag{21}$$
また，$x[n]$ は実数時系列であるから
$$\begin{aligned} X[N-p] &= \sum_{m=0}^{N-1} x[n] W_N^{-(N-p)n} \\ &= \sum_{m=0}^{N-1} x[n] W_N^{pn} \\ &= X^*[p] \end{aligned} \tag{22}$$
が成立し，$p = 0, 1, \cdots, N/2 - 1$ を計算すればよい．

また，$M/2 \leq p \leq M-1$ となる p に対しては
$$\begin{aligned} X[M-p] &= \frac{1}{2}(Z[M-p] + Z^*[p]) + \frac{W_N^{-(M-p)}}{2j}(Z[M-p] - Z^*[p]) \\ &= \frac{1}{2}(Z^*[p] + Z[M-p]) + \frac{W_N^p}{2j}(Z^*[p] - Z[M-k]) \end{aligned} \tag{23}$$
となるから，W_N^p の係数はさらに減少する．

(c) **実数時系列の相互相関関数** 実数時系列 $x[n]$ と $y[n]$ の相互相関関数 $g_{xy}[m]$ は
$$g_{xy}[m] = \sum_{n=0}^{N-1} x[n] y[n+m] \tag{24}$$
で与えられるが，この畳込みは
$$\begin{aligned} G[k] &= \sum_{m=0}^{N-1} g_{xy}[m] W_N^{km} \\ &= \sum_{m=0}^{N-1} \left(\sum_{n=0}^{N-1} x[n] y[n+m] \right) W_N^{-km} \\ &= \sum_{n=0}^{N-1} x[n] \left(\sum_{m=0}^{N-1} y[n+m] W_N^{-k(m+n)} \right) W_N^{kn} \\ &= \sum_{n=0}^{N-1} x[n] W_N^{kn} Y[k] \\ &= X^*[k] Y[k] \end{aligned} \tag{25}$$
で計算できることから，以下のアルゴリズムを利用すると
$$2N \log_2 N + N$$
の乗算回数で計算することが可能である．

1) まず，$z[n] = x[n] + jy[n]$ として，$X[k]$ と $Y[k]$ を計算する．
2) つぎに，$g_{xy}[m]$ を $X[k]$ と $y[k]$ の積のフーリエ変換から計算する．
$$\begin{aligned} g_{xy}[m] &= \sum_{k=0}^{N-1} G_{xy}[k] W_N^{km} \\ &= \left(\sum_{k=0}^{N-1} G^*[k] W_N^{-kn} \right)^* \end{aligned} \tag{26}$$

$$= \left(\sum_{k=0}^{N-1} X[k]Y^*[k]W_N^{-kn} \right)^* \tag{27}$$

3. プログラムについて

本書で使用したプログラム 1 ～ 15 は，Visual C++ で作成した。最初はプログラムリストの添付を企画したが，無駄に膨大なページを浪費するため，インターネットで提供する仕組みとした。興味のある人は，下記の手順に従って奈良先端科学技術大学院大学情報科学研究科像情報処理学講座のホームページにアクセスして，入手して欲しい。なお，ご意見をいただき，よりよいプログラムに改訂していきたいと考えているので，ご協力いただければ幸いである。

(1) プログラムの掲載ホームページ

　　http://chihara.aist-nara.ac.jp/public/info/download-j.html

(2) プログラム実行に必要な環境

　　Windows95/98/NT4.0 以上

　　Visual C++ (6.0 で動作確認)

　　Visual Basic (6.0 で動作確認)

　　Visual Basic は出力結果の表示プログラムのために必要である。

　　　なお，プログラムは Visual C++ に依存している部分は少なく，データ出力部分等の若干の修正によって他の C コンパイラによるコンパイルが可能である。

(3) プログラムの実行　　必ず説明ファイル (readme.txt) を参照。

(4) プログラム作成者　　土居元紀氏，南部雅幸氏，中塚盛雄氏，末永貴俊氏，松坂勝彦氏

引用・参考文献

1) グリフィン：コウモリのソナー，別冊サイエンス「特集生物機械；アニマル・エンジニアリング」，pp.70/75，サイエンス社 (1978)
2) Simmons, J.A. et al. : Through a bat's ear, IEEE Spectrum, **3**, pp.46/48 (1992)
3) Sokolov, S.Y. : Ultrasonic oscillations and their application, J.Tech. Phys.(USSR), **2**, p.522 (1935)
4) Pohlman, R. : Uber die Moglichkeit einer akustischen Abbildung in Analogie zur optischen, Z. Phys., **113**, p.697 (1939)
5) Dussik, K.T. : Uber die Moglichkeit, hochfrequente mechanische Schwingungen als diagnostisces Hilfmittel zu zerwenden, Ages. Neurol. Psych., **174**, p.143 (1942)
6) Wild, J.J. : Use of high frequency ultrasonic waves for detecting changes in texture in living tissue, Lancet, **I**, p.655 (1951)
7) Howry, D.H. : Ultrasonic visualization of soft tissue structures of the body, J. Lab. Clin. Med., **40**, p.579 (1952)
8) 里村茂夫：超音波ドプラ法による心臓機能検査の研究，日本循環器学会誌，**20**, p.227 (1956)
9) 北畠 顕，井上通敏：超音波心臓ドプラー法，丸善 (1986)
10) 実吉純一，菊池喜充，能本乙彦（監修）：超音波技術便覧（新訂版），日刊工業新聞社 (1991)
11) 根岸，高木：超音波技術，東京大学出版会 (1984)
12) Szilard, J. : Ultrasonic Testing, John Wiley & Sons (1982)
13) 大槻茂雄：生体の音響特性，和賀井，松尾編「超音波医学」，pp.12/18，永井書店 (1985)
14) Webb, S.(Ed.) : The Physics of Medical Imaging, Adam Hilger (1988)
15) Wells, P.N.T. : Biomedical Ultrasonics, Academic Press (1977)
16) Lynn, P.A. and Fuerst, W. : INTRODUCTORY Digital Signal Processing with Computer Applications, John Wiley & Sons (1989)
17) Rabiner, L.R. and Gold, B. : Theory and Application of Digital Signal Processing, Prentice-Hall (1975)
18) Einstein, A. : Method for the determination of the statistical values of observations concerning quantities subject to irregular fluctuations, IEEE ASSP Magazine, p.6 (Oct. 1987)
19) 鶴見 茂：近代数学新書：確率論，至文堂 (1968)
20) 木村英紀：制御とディジタル信号処理，昭晃堂 (1978)
21) 日本超音波医学会編：超音波診断，医学書院 (1988)
22) http://wwwsoc.nacsis.ac.jp/jsum/
23) Nissen, S.E. et al. : Intravascular ultrasonic assessment of lumen size and wall morphology in normal subjects and patients with coronary artery disease, Circulation, **84**-3, pp.1087/1099 (1991)

24) Wild, J.J. et al. : Progress in techniques of soft tissue examinations by 15 MC pulsed ultrasound, *in* " Ultrasound in Biology and Medicine" (Kelly, E.Ed.), pp.30/45 Amer. Institute of Biological Science, Washington D.C. (1957)

25) 渡辺　夫，大江　宏編：腎と泌尿器科超音波医学，南江堂 (1995)

26) 福田守道，平田健一郎：超音波内視鏡，和賀井，松尾編「超音波医学」，pp.63/70，永井書店 (1985)

27) Natesa, G. et al. : Intravascular ultrasound imaging of the coronary circulation, *in* "Heart Disease" (Braunwald, E.Ed.)-Update, pp.423/434 (1992)

28) 大槻茂雄，奥島基良：M系列変調超音波ドプラ流速計，日本音響学会誌，**29**-6, p.347 (1973)

29) Soumekh, M. : Fourier Array Imaging, Prentice-Hall (1994)

30) 千原國宏，水田万美子，白江公輔：超音波ファンビームによる断層像計測の基礎的検討，システム制御情報学会論文集，**3**-10, pp.318/325 (1990)

31) 田村安孝：Walsh関数変調波を用いた3次元音響ホログラフィ撮像，計測自動制御学会論文集，**31**-7, pp.824/833 (1995)

32) 里村茂夫：超音波による末梢循環検査法，日本音響学会誌，**15**, pp.151/158 (1959)

33) Satomura, S. and Kaneko, Z. : Ultrasonic blood reograph, Proc. 3rd Int. Conf. on Medical Electronics, pp.254/258 (1960)

34) Baker, D.W. : Pulsed ultrasonic Doppler blood flow sensing, IEEE Trans., **SU-17**, pp.170/185 (1970)

35) Kasai, C., Namekawa, K., Koyano, A. and Omoto, R. : Real-time two-dimensional blood flow imaging using an autocorrelation technique, IEEE Trans., **SU-32**, pp.458/463 (1985)

36) 千原國宏，松尾裕英，阿部　裕，桜井良文：心臓内血流速度分布の計測と画像化，電子情報通信学会論文誌，**J64-B**-4, pp.72/78 (1981)

37) 亀井宏行，原田哲也，河原田弘：任意の分解能を持つ短時間スペクトルの高速計算法，SICE関西支部シンポジウム「計測・制御におけるディジタル信号処理」，pp.33/38 (1985)

38) Baker, D.W. : A new time-domain technique for velocity measurements using Doppler ultrasound, IEEE Trans., **BME-32**, pp.213/229 (1985)

39) 古幡　博：無侵襲血流量測定法，BME, **1**, pp.263/268 (1987)

40) 千原國宏，白江公輔，森田利男，北畠　顕：非直交3ビーム超音波ドプラベクトル血流計，電子情報通信学会論文誌，**J68-C**-12, pp.1094/1100 (1985)

41) Chihara, K. and Shirae, K. : A dual-probe blood flow-mapping system using Doppler ultrasound, Trans. on IEICE, **E74**-9, pp.2625/2633 (1991)

42) Routh, H. : Doppler ultrasound, IEEE EMB Magazine, **15**-6, pp.31/40 (1996)

43) 藤原　洋：実践MPEG教科書，アスキー出版 (1995)

44) http://www.jfcr.or.jp/DICOM/dicom_draft-j.html (日本放射線機器工業会DICOM委員会が翻訳した規格書のホームページ)

45) 岸本，神田，横沢，他：High-speed digital subtraction echographyの開発，超音波エレクトロニクス応用シンポジウム講演論文集'93，pp.95/96 (1993)

46) Masuda, K., Ishihara, K., Nagakura, T., Tsuda, T., Furukawa, T., Maeda, H., Kumagai, S. and Kodama, S. : Functional analysis of internal moving organs using super-resolution echography, Jpn.J.Appl.Phys., **33**, pp.3134/3137 (1994)

47) Amamoto, N., Oshiro, O., Sato, K. and Chihara, K. : Visualization and analysis of myocardial transition by cardiac ultrasound images, Jpn.J.Appl.Phys., **34**, pp.2844/2848 (1995)

48) Bhanu, B. and Faugeras, O.D. : Segmentation of image having unimodal distributions, IEEE Trans. **PAMI-4**-3, pp.408/419 (1982)

49) Robinson, G.S. : Edge detection by compass gradient masks, CGIP, **6**, pp.429/501 (1977)

50) 西山, 片倉, 小川：高速流超音波ドプラ計測法, 超音波医学, **14**-suppl.2, pp.295/296 (1987)

51) 野崎士郎, 松尾裕英：心エコー法の最新技術, 別冊：医学のあゆみ「バイオイメージング」, pp.41/47 医歯薬出版 (2000)

52) 特集「医用3次元画像処理の技法と応用－現状と展望」, BME, **3**-8 (1989)

53) Tanaka, K. and Tamura, S. : Binocular stereoscopic display system for echocardiography and computers synthesis of tomograms, MEDINFO 77, (Wolf, H. and Shires D.B. Eds.), pp.999/1004 North-Holland (1977)

54) Eiho, S., Kuwahara, M. et al. : Reconstruction of 3-D images of pulsating left venticle from two-dimensional sector scan echocardiograms of apical long axis view, Computer in Cardiology 1981, pp.19/24 (1981)

55) 特集「超音波医学の最前線」, BME, **9**-2 (1995)

56) 高木幹雄, 下田陽久監修：画像解析ハンドブック, 東京大学出版会 (1991)

57) 英保 茂：医用画像処理 (ISCIE 編), 朝倉書店 (1992)

58) 今里悠一, 大橋昭南：医用画像処理（テレビジョン学会編）, 昭晃堂 (1993)

59) Smith, S.W. et al. : High-speed ultrasound volumic imaging system － part Ⅰ: Transducer design and beam steering, IEEE Trans., **UFFC 38**-2, pp.100/108 (1991)

60) 馬場一憲：超音波像による産婦人科の飛躍, 永井書店 (1992)

61) 大城 理, 田野島英司, 眞渓 歩, 千原國宏：ディジタイザを用いた医用超音波画像の3次元再構成システム, Medical Imaging Technology, **16**-1, pp.43/50 (1998)

62) Pini, R. et al. : Three-dimensional(3D) acquisition and display of beating heart echo images, Acoustic Imaging, **20**, pp.425/431 (1993)

63) 松村他：経食道三次元及び四次元超音波法の心臓大血管への応用, 超音波医学, **21-S**-I, p120 (1994)

64) 大城 理, 東条博史, 千原國宏：超音波アレイプローブを用いた3次元可視化システム, システム制御情報学会論文集, **8**-8 , pp.24/29 (1995)

65) 廣瀬道孝：バーチャルリアリティ, 産業図書 (1993)

66) Burdea, G. et al. : Virtual Reality Technology, John Wiley & Sons (1994)

67) 千原國宏： 医療へのバーチャルリアリティの応用, 電子情報通信学会誌, **80**-9, pp.940/946 (1997)

68) http://www.nlm.nih.gov/extarmural_research.dir/visible_humen.html

69) http:/ciemed.iss.nus.sg/reserach/brain/IIBA/JavaAtlas/VHD.html

70) http:ciemed.iss.nus.sg/research/human_av/human_av.html

71) Fucks, H., State, A., Pisano, E.D., Garrett, W.F., Hirota, G., Livingston, M., Whitton, M.C. and Pizer, S.M. : Towards performing ultrasound-guided needle biopsies from within a head-mounted display, *in* "Visualization in Biomedical Computing (LNCS 1131)" (Hohne, K.H. and Kikinis, R. Eds.) , pp.591/600, Springer Verlag, Berlin (1996)

72) Robots in Surgery, IEEE EMB Magazine, **14**-3 (1995)

73) Bajura, M. et al. : Merging virtual objects with the real world : Seeing ultrasound imagery within the patient, Computer Graphics, **26**-2, pp.203/210 (1992)

74) 大城　理, 黒住正顕, 眞渓　歩, 千原國宏, 三神大世, 北畠　顕：経食道超音波断層像より作成した3次元心臓動画像, Medical Imaging Technology, **13**, pp.845/852 (1995)

75) 金子仁郎：超音波ドプラ血流検査法開発の回顧, Neurosonology, **1**-2, pp.85/95 (1988)

76) Cooley, J.W. and Tukey, J.W. : An algorithm for the machine calculation of complex Fourier series, Math. of Comput., **19**, pp.297/301 (1965)

77) Silverman, H.E. : An introduction to programing the Winograd Fourier transform algorithm(WFTA), IEEE Trans., **ASSP-25**, pp.152/162 (1977)

78) Paik, C.H., Cote, G.L., DaPonte, J.S. and Fox, M.D. : Fast Hartley transform for spectrum analysis of ultrasound Doppler signals, IEEE Trans., **BME35**-10, pp.885/888 (1988)

演習問題の略解

協力者：佐藤恭子氏，佐々木一仁氏，鎌田久美氏，井村誠孝氏，小塚 淳氏

第2章

【1】 初期条件 $t=0$ から $A=0.1$ m, $\theta=2n\pi$。よって，$\xi(t)=0.1e^{j(\omega t + 2n\pi)}$

【2】 $f_{LR}(t,x) = Ae^{2\pi(1\,000t - 2x/3) + \theta}$

【3】 $\lambda = 3/2$ m より，$f(t,x) = Ae^{2\pi(1\,000t - 2x/3) + \theta}$

【4】 $\theta_i = \theta_r$ とし，粒子速度の連続性の式を用いて $v_t(t,0)$ を $v_i(t,0)$ と $v_r(t,0)$ で表す。つぎに，音圧の連続性の式を音響インピーダンスと粒子速度の式に変形してから，$v_t(t,0)$ に代入し，$p_r(t,0)$ と $p_i(t,0)$ の比を求めればよい

【5】 空欄 (1) から (10) まで順に，0, $x - Ct$, $k(x - Ct) + \theta$, $x + Ct$, $k(x + Ct) + \theta$, λk, τC, $2\pi/\tau$, λ, τ

第3章

【1】 図略〔(2) は $n \geq 2$ となる整数値 n についてプロットすればよい〕

【2】 1) $X_{DT}(\omega) = j\pi(e^{j\pi/4}\delta(\omega + \pi/2) - e^{-j\pi/4}\delta(\omega - \pi/2))$
2) $X_{DT}(\omega) = (\sin 2\omega \cdot e^{j3\omega/2})/\sin(\omega/2)$

【3】 1) $10X[k]$
2) $X[k]e^{j10\pi k/N}$
3) $X[k](e^{-j2\pi k/N} + 3e^{j2\pi k/N})$
4) $\dfrac{1}{N}\sum_{m=0}^{N-1} X[m]X[k-m]e^{j6\pi(k-m)/N}$

【4】 1) $H(z) = 0.1/(1 - 0.9z)$
2) $H(z) = 0.125(1 - z^8)/(1 - z)$

【5】 一つの標本データの量子化のために 8 ビット，標本周波数は 12 MHz であるから，84 Mbps

第4章

【1】 1) $s_0(t) = \sum_{m=1}^{2} Fa_0(t - \tau_m)\cos 2\pi(t - \tau_m) \times 10^6$，ただし，$\tau_1 = (2/3) \times 10^{-4}$ s，$\tau_2 = ((1 + 2d)/3) \times 10^{-4}$ s
2) 図略

【2】 略

【3】 開口を大きくする

【4】 反射係数にわずかな差をもつ計測場

【5】 1) $r(t; R, 0) = 2p(t - \tau_R)$，ただし，$R = 10^{-1}$ m，$\tau_R = \sqrt{10^{-2} + 10^{-4}}/1\,500$ s
2) 略

第 5 章

【1】 1) 5 kHz
2) パルスドプラの検出可能な最大ドプラ偏移周波数は 2.5 kHz であるから，θ は約 $52°$ 以上

【2】 $f_d = 40$ kHz であるから $f_s \geq 80$ kHz

【3】 ナイキスト周波数は $f_s = 10$ kHz であるから，最低 $N = 100$

【4】 少なくとも 1 波長が距離分解能エリアの経路差となる必要があるから，$\lambda \leq 3$ mm より，$f_c = 500$ kHz

【5】 1) $x_I(t) = \cos 5 \times 10^3 \pi t$, $x_Q(t) = -\sin \times 10^3 \pi t$
2) $x_I[0] = 1, x_I[1] = 0, x_I[2] = -1, x_I[3] = 0, x_Q[0] = 0, x_Q[1] = -1, x_Q[2] = 0, x_Q[3] = 1$
3) $X_I[0] = X_I[2] = X_Q[0] = X_Q[2] = 0$, $X_I[1] = X_I[3] = 2$, $X_Q[1] = -X_Q[3] = 2j$，となり，$P_t[0] = P_r[0] = P_r[1] = 0$, $P_t[1] = 16$ より，$f_t = 1 \cdot \Delta f = 1/(4 \times 0.000\,1) = 2.5$ kHz

第 6 章

【1】 1) 最初の走査のエコー信号を $a_{i,1}$，最後のそれを $a_{i,512}$ におき，$a_{i,J+j} = ((a_{i,J+4} - a_{i,J})/4)j + a_{i,J}$，ただし，$J = 4n, (n = 2, 3, \cdots, 128)$，また $j = 0, 1, 2, 3$
2) $n = 500$

【2】 1) $[512, 148]$
2) 指定のピクセルを通過するビームが存在することからエコー信号も存在し，標本時刻は 1.12×10^{-4} s

【3】 実時間性を活かして画像の規則性をみる

【4】 2 階微分オペレータ

【5】 文献 56) 参照

索引

【あ】

アコースティックエミッション信号	131
アーチファクト	128
圧電効果	18
圧電材料	19
アナログ信号	35
アレイ振動子	59, 82, 84

【い】

医用超音波画像診断装置	7
インパルス信号	35

【う】

運動方程式	28

【え】

エコーロケーション	4, 58
エッジトラッキング	124
エルゴード性	56
遠距離音場	79

【お】

音の瞬時エネルギー密度	31
音の強さ	22, 31
折返し周波数	54
音圧	22
——の連続性	24
音響窓	60

【か】

ガウシアンフィルタ	121
拡散減衰	25
仮想現実感技術	112
画像処理部	8
可変時間窓関数	103
可変時間窓関数法	102
カラードプラ血流計	92
カラードプラ法	90
カラードプラモード	110
環状アレイプローブ	137

【き】

機械式走査プローブ	61
擬似ビームマッピング	118

【く】

基本波パルス信号	69
逆畳込み	65
逆問題	65
吸収減衰	25
球面波	21
距離分解能	69
近距離音場	79

【く】

空間信号	37
空間標本化周波数	52
空間フーリエ変換	43

【け】

計測可能深度	115
血管カテーテル用細径プローブ	61
血流量の計測	106

【こ】

合成開口トモグラフィ	87
高速フーリエ変換	101
勾配弛緩法	124
固有音響インピーダンス	22
コンピュータグラフィックス	133

【さ】

最近接点マッピング	117
サーフェスベース法	133
差分フィルタ	121
3次元スキャナ	135
3次元超音波	133
散乱減衰	25

【し】

時間信号	35
指向特性パターン	83
自己相関関数	51
システム応答関数	46
シャッタ眼鏡方式	139
シャノンの標本化定理	52
周期現象	10
周波数	17
周波数応答関数	46
周波数折返し現象	54
受波位相遅延形	82
受波音場パターン	78

受波子	77
受波時間遅延形	82
瞬時映像法	88
瞬時3次元超音波イメージング法	138
瞬時周波数法	104
信号処理部	8

【す】

水平方向リニア補間マッピング	118
スネルの法則	24

【せ】

セクタ走査	59
線形時不変システム	45

【そ】

走査式映像場	8
走査式断層映像	76
走査部	7
送受波フォーカス	84
送波位相遅延形	81
送波音場パターン	78
送波子	77
送波時間遅延形	80
組織ハーモニックイメージング法	129
ソナグラム	98

【た】

体腔内プローブ	60
ダイナミックフォーカス	87
体表プローブ	60
ターゲットモデル	64
畳込み	45
多チャネルドプラ信号	94
縦波	20
縦方向移動平均フィルタ	120
単位ステップ信号	36
短時間スペクトル	102
単振動モデル	15
単板振動子	59, 78

【ち】

チャープパルス信号	69

中間周波数方式	95	発振部	7	【ほ】	
超音波	1	波動方程式	29	ホイヘンスの原理	77
──の強さ	22	バブルハーモニックイメージング法	129	ポイント振動子	77
超音波画像	3	ハーモニックイメージング技術		方位分解能	83
超音波ビームトレーシング法	134		129	方形パルス信号	36
直交検波方式	96	パルスインバージョン	130	ボクセルベース法	133
【て】		パルスエコー法	62	【ま】	
ディジタル信号	35	パルス繰返し周波数	115	前処理部	8
ディジタル信号処理	34	パルスドプラ血流計	91	マッチドフィルタ	68
テクスチャマッピング画像法	133	パルスドプラ信号	94	【め】	
電子式セクタ走査	85	パルスドプラ法	90	メインロブ	79
電子式リニア走査	84	パワースペクトル	50	【よ】	
電子フォーカス音場	84	反射	23	横波	20
伝搬速度	27	【ひ】		横方向移動平均フィルタ	119
点広がり関数	68	ピクセル	39	【ら】	
【と】		非線形パラメータ	31	ラジアル走査	59
透過	23	表示部	8	【り】	
同時式映像場	8	標本化	52	離散空間フーリエ変換	43
頭部装着形ディスプレイ	140	標本化周期	52	離散時間フーリエ変換	41
ドプラエコー信号	93	標本化周波数	52	離散フーリエ変換	42
ドプラ効果	26	【ふ】		リニア走査	59
ドプラ偏移周波数	27	フェーズドアレイ	59	粒子速度	21
ドプラ法	90	フォーカス音場	81	──の連続性	24
【な】		複素指数関数	13	粒子変位	21
ナイキスト周波数	53	フラッシュエコー技術	132	【れ】	
流れの方向判別処理	95	フーリエ級数	40	レンズ前置方式	139
波の周期	17	フーリエ変換	40	連続の式	28
【に】		フレーム間フィルタリング	119	連続波ドプラ血流計	90
2次元リニアマッピング	118	フレーム内フィルタリング	119	連続波ドプラ法	90
2次高調波	130	フレームレート	115	【ろ】	
【は】		プローブ	7	ローパスフィルタ	47
ハイパスフィルタ	47	フローマッピング	90		
波数	17	【へ】			
波長	17	平均ドプラ偏移周波数	101		
		平面波	21		

Aモード	110	HMD	140	Pohlman映像法	5
Bモード	110	MIP画像法	134	Sokolov映像法	5
Bモードエコー断層装置	58	Mモード	110	VGAビデオ信号	114
Cモード	110	NTSCビデオ信号	114	Y/色差コンポーネント信号	113
FFTアルゴリズム	101	NTSC方式	113		

―― 著者略歴 ――

千原　國宏（ちはら　くにひろ）

1968年　大阪大学基礎工学部制御工学科卒業
1973年　大阪大学大学院基礎工学研究科博士課程修了
　　　　（物理系制御工学専攻）
　　　　工学博士（大阪大学）
1973年　大阪大学助手
1983年　大阪大学助教授
1992年　奈良先端科学技術大学院大学教授
　　　　現在に至る

超 音 波
Ultrasonic Image Processing　　　© （社）日本生体医工学会　2001

2001年7月18日　初版第1刷発行
2009年4月10日　初版第2刷発行

検印省略	編　著	社団法人　日本生体医工学会
	発行者	株式会社　コロナ社
		代表者　牛来辰巳
	印刷所	壮光舎印刷株式会社

112-0011　東京都文京区千石 4-46-10
発行所　株式会社　コロナ社
CORONA PUBLISHING CO., LTD.
Tokyo Japan
振替 00140-8-14844・電話(03)3941-3131(代)
ホームページ http://www.coronasha.co.jp

ISBN 978-4-339-07163-4　　（江口）　（製本：グリーン）
Printed in Japan

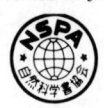

無断複写・転載を禁ずる
落丁・乱丁本はお取替えいたします

臨床工学シリーズ

(各巻A5判，欠番は品切です)

- ■監　　　　修　(社)日本生体医工学会
- ■編集委員代表　金井　寛
- ■編 集 委 員　伊藤寛志・太田和夫・小野哲章・斎藤正男・都築正和

　　　　配本順　　　　　　　　　　　　　　　　　　　　　　　　頁　定　価
1. (10回) 医 学 概 論 (改訂版)　　江部　　充他著　220　2940円
5. (1回) 応　用　数　学　　　　　西村　千秋著　　238　2835円
6. (14回) 医 用 工 学 概 論　　　　嶋津　秀昭他著　240　3150円
7. (6回) 情　報　工　学　　　　　鈴木　良次他著　268　3360円
8. (2回) 医 用 電 気 工 学　　　　金井　　寛他著　254　2940円
9. (11回) 改訂 医 用 電 子 工 学　　松尾　正之他著　288　3465円
11. (13回) 医 用 機 械 工 学　　　　馬渕　清資著　　152　2310円
12. (12回) 医 用 材 料 工 学　　　　堀内　　孝 共著　192　2625円
　　　　　　　　　　　　　　　　　　村林　　俊
19. (8回) 臨 床 医 学 総 論 II　　　鎌田　武信他著　200　2520円
20. (9回) 電気・電子工学実習　　　南谷　晴之著　　180　2520円

以下続刊

- 4. 基 礎 医 学 III　玉置　憲一他著
- 10. 生　体　物　性　多氣　昌生他著
- 13. 生 体 計 測 学　小野　哲章他著
- 14. 医 用 機 器 学 概 論　小野　哲章他著
- 15. 生体機能代行装置学 I　都築　正和他著
- 16. 生体機能代行装置学 II　太田　和夫他著
- 17. 医 用 治 療 機 器 学　斎藤　正男他著
- 18. 臨 床 医 学 総 論 I　岡島　光治他著
- 21. システム・情報処理実習　佐藤　俊輔他著
- 22. 医用機器安全管理学　小野　哲章他著

定価は本体価格+税5％です。
定価は変更されることがありますのでご了承下さい。

図書目録進呈◆

ＭＥ教科書シリーズ

（各巻B5判）

■(社)日本生体医工学会編
■編纂委員長　佐藤俊輔
■編纂委員　稲田　紘・金井　寛・神谷　瞭・北畠　顕・楠岡英雄
　　　　　　戸川達男・鳥脇純一郎・野瀬善明・半田康延

配本順		書名	著者	頁	定価
A-1	（2回）	生体用センサと計測装置	山越・戸川共著	256	4200円
A-2	（16回）	生体信号処理の基礎	佐藤・吉川・木竜共著	216	3570円
B-1	（3回）	心臓力学とエナジェティクス	菅・高木・後藤・砂川編著	216	3675円
B-2	（4回）	呼吸と代謝	小野功一著	134	2415円
B-3	（10回）	冠循環のバイオメカニクス	梶谷文彦編著	222	3780円
B-4	（11回）	身体運動のバイオメカニクス	石田・廣川・宮崎・阿江・林共著	218	3570円
B-5	（12回）	心不全のバイオメカニクス	北畠・堀編著	184	3045円
B-6	（13回）	生体細胞・組織のリモデリングのバイオメカニクス	林・安達・宮崎共著	210	3675円
B-7	（14回）	血液のレオロジーと血流	菅原・前田共著	150	2625円
B-8	（20回）	循環系のバイオメカニクス	神谷　瞭編著	204	3675円
C-1	（7回）	生体リズムの動的モデルとその解析 —ＭＥと非線形力学系—	川上　博編著	170	2835円
C-2	（17回）	感覚情報処理	安井湘三編著	144	2520円
C-3	（18回）	生体リズムとゆらぎ —モデルが明らかにするもの—	中尾・山本共著	180	3150円
D-1	（6回）	核医学イメージング	楠岡・西村監修 藤林・田口・天野共著	182	2940円
D-2	（8回）	Ｘ線イメージング	飯沼・舘野編著	244	3990円
D-3	（9回）	超音波	千原國宏著	174	2835円
D-4	（19回）	画像情報処理（Ⅰ） —解析・認識編—	鳥脇純一郎編著 長谷川・清水・平野共著	150	2730円
D-5	（22回）	画像情報処理（Ⅱ） —表示・グラフィックス編—	鳥脇純一郎編著 平野・森共著	160	3150円
E-1	（1回）	バイオマテリアル	中林・石原・岩崎共著	192	3045円
E-3	（15回）	人工臓器（Ⅱ） —代謝系人工臓器—	酒井清孝編著	200	3360円
F-1	（5回）	生体計測の機器とシステム	岡田正彦編著	238	3990円
F-2	（21回）	臨床工学(CE)とＭＥ機器・システムの安全	渡辺　敏編著	240	4095円

以下続刊

A	生体電気計測	山本尚武編著	A	生体用マイクロセンサ	江刺正喜編著
A	生体光計測	清水孝一著	B-9	肺のバイオメカニクス —特に呼吸調節の視点から—	川上・西村編著
C-4	脳磁気とＭＥ	上野照剛編著	D-6	ＭＲＩ・ＭＲＳ	松田・楠岡編著
E	電子的神経・筋制御と治療	半田康延編著	E	治療工学（Ⅰ）	橋本・篠原編著
E	治療工学（Ⅱ）	菊地眞編著	E-2	人工臓器（Ⅰ） —呼吸・循環系の人工臓器—	井街・仁田編著
E	生体物性	金井寛著	E	細胞・組織工学と遺伝子	松田武久著
F	地域保険・医療・福祉情報システム	稲田紘編著	F	医学・医療における情報処理とその技術	田中博著
F	福祉工学	土肥健純編著	F	病院情報システム	石原謙著

定価は本体価格＋税5％です。
定価は変更されることがありますのでご了承下さい。

図書目録進呈◆